RECHERCHES

SUR L'ASTHME

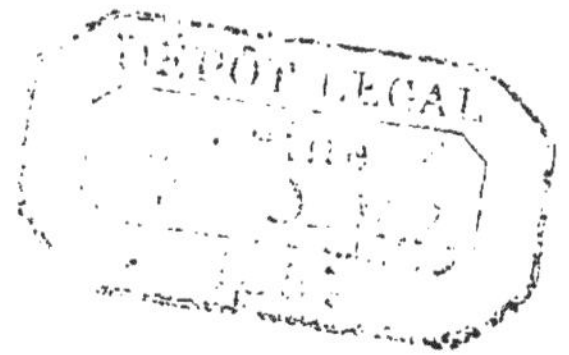

Paris. — Imprimerie de Simon Raçon et Cie, rue d'Erfurth, 1.

RECHERCHES

SUR L'ASTHME

PAR

LE DOCTEUR GABALDA

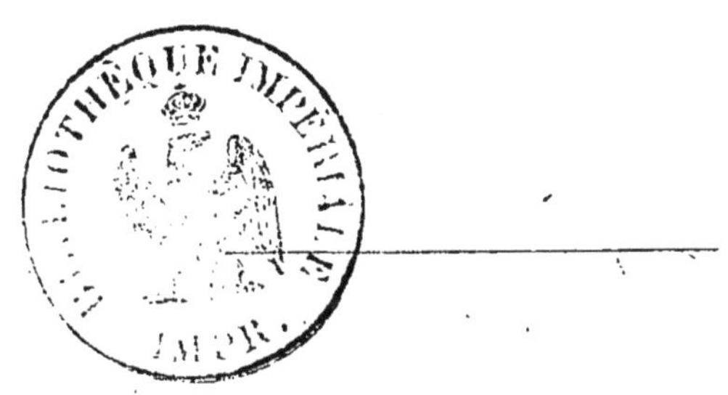

PARIS

CHEZ J.-B. BAILLIÈRE

LIBRAIRE DE L'ACADÉMIE DE MÉDECINE

RUE HAUTEFEUILLE. 19

A LONDRES, CHEZ H. BAILLIÈRE, 219, REGENT STREET

—

1854

RECHERCHES
SUR L'ASTHME

INTRODUCTION.

L'histoire des maladies que Cullen a classées sous le titre commun de névroses a été fort débattue depuis Pinel jusqu'à nos jours, et, si nous jugions des conquêtes de la science par le nombre des théories et des controverses, nous devrions penser que sur cette question l'art médical a fait d'importants progrès. Que n'a-t-on pas dit sur la folie, sur l'hystérie, sur l'asthme, pour ne parler que des plus célèbres débats? Quelles sciences n'a-t-on pas mises à contribution, depuis la physique jusqu'à la psychologie, pour donner un corps aux diverses théories? Et pourtant, il faut bien le reconnaître, les connaissances que nous avons acquises sont complétement étrangères à ces pompeuses et decevantes méthodes, car elles sont le fruit d'observations cliniques, de recherches exclusivement médicales.

Les névroses, c'est-à-dire les maladies nerveuses, soulevaient par leur nom seul toutes les questions relatives au système nerveux, à une époque où il s'agissait moins d'étudier les maladies que de les localiser et de les expliquer. Les meilleurs esprits n'ont pas toujours su éviter cet écueil, et J.-P. Franck lui-même, ce vrai médecin, ne s'est-il pas cru obligé, à propos des névroses, de raconter tout ce qu'il savait sur le système nerveux? Telle est l'influence des mots. Si ces maladies eussent été groupées sous une dénomination différente, probablement on les aurait observées et décrites avec plus de simplicité et de vérité. Puis il faut ajouter qu'une cause incessante d'erreur a régné depuis Galien et a contribué à lancer les esprits dans les questions insolubles : je veux parler de la confusion des maladies avec leur symptôme prédominant. Ainsi, l'aliénation d'esprit est généralement confondue avec la folie, comme la dyspnée avec l'asthme, comme la tristesse habituelle d'esprit avec l'hypocondrie. Il est inutile de multiplier les exemples; ceux-ci nous suffisent en ce moment.

Que résulte-t-il de cette confusion? C'est qu'on croit avoir localisé une maladie quand on a localisé le symptôme prédominant et qu'on applique également à la maladie toutes les théories qu'on imagine pour expliquer la production du symptôme. Or rien n'est plus simple que de localiser un symptôme, puisque ce symptôme n'est en général que la perturbation d'une fonction, et que toute fonction répond à un appareil organique. Localiser un symptôme, c'est donc, qu'on me passe cette expression vulgaire, *enfoncer une porte ouverte*. Or, nos localisateurs et nos explicateurs n'ont jamais fait autre chose. Ils savent que le cerveau est l'instrument des idées, et ils croient avoir dit autre chose qu'un pléonasme en localisant le désordre des idées ou l'aliénation mentale dans le cerveau. Ils croient, après qu'ils ont expliqué, vaille que vaille, l'aliénation d'esprit, le désordre des idées, avoir expliqué et localisé la folie; erreur! il y a autre chose dans la folie que l'aliénation d'esprit. De même pour la dyspnée; son nom indique son siége et sa nature, et il n'est pas difficile de localiser la difficulté de respirer, dans l'appareil respiratoire. Mais, quand on a localisé la dyspnée dans une partie quelconque de cet appareil, muqueuses, muscles, nerfs ou vésicules, on n'a pas localisé l'asthme, attendu que l'asthme renferme autre chose que la dyspnée sibilante.

La méthode des localisateurs repose donc sur le sophisme médical qui consiste à confondre le symptôme avec la maladie, la partie avec le tout.

Les explications ont eu aussi leur base : comme on appelait nerveuses les maladies dont il s'agit, il a fallu chercher la production du symptôme principal dans les désordres de ce qu'on nomme la névrosité, le fluide nerveux, sans trop savoir ce qu'on dit plus qu'on ne le savait quand on parlait des esprits animaux. De là des explications par l'électricité nerveuse, la surexcitation nerveuse, l'irritation nerveuse, le fluide artérioso-nerveux, les sympathies nerveuses, les communications des deux systèmes nerveux de la vie animale et de la vie organique; et, comme moins on sait, plus il est facile de marcher dans cette voie, on comprend le rôle immense que joue fatalement le grand sympathique dans la production des névroses. Au fond de tout cela, qu'y a-t-il de plus qu'un jeu d'imaginations trop peu modérées par le frein médical?

Mais, dira-t-on, on peut laisser tout cela. Sans doute, on peut et on doit le laisser, et c'est précisément ce que nous comptons faire; mais il faut montrer le grand inconvénient de toutes ces théories. On a cru sur parole les auteurs qui ont affirmé que les névroses, les maladies nerveuses, *morbi sine materia*, étaient des maladies sans lésions; de là deux travers : les uns ont négligé de rechercher les lésions qui pouvaient se rencontrer soit habituellement soit accidentellement dans ces maladies; les autres, ayant trouvé des lésions, en ont tiré, pour les maladies où elles se rencontraient, cette conclusion: *donc ce ne sont pas des névroses*. Puis ils ont fait de ces lésions des maladies nouvelles, telles que le ramollissement sénile du cerveau, l'emphysème pulmonaire, etc.; de sorte que, grâce aux localisations et aux explications des névroses, l'histoire de ces maladies est faussée par trois ordres d'erreurs médicales, sans parler des absurdités physiologiques :

1° Confusion d'un symptôme avec la maladie;

2° Ignorance ou négation des lésions qui peuvent exister dans les névroses;

3° Création de toutes pièces de nouvelles maladies avec les lésions symptomatiques des névroses.

On doit maintenant se rendre compte du chaos qui règne dans cette partie de la nosographie. Si la science seule était faussée, et qu'il n'en résultât rien pour la pratique, on prendrait plus facilement son parti. Mais, comme le traitement des névroses est en général basé sur ces chimériques hypothèses, il y a un double intérêt à sortir de ces erreurs.

On nous excusera donc de ne point avoir suivi dans ce travail sur l'asthme les errements dont nous venons de montrer les funestes conséquences. Nous nous sommes proposé de réparer les brèches faites à la science par la fausse méthode des organiciens.

Un mot maintenant sur la voie que nous avons dû suivre pour y parvenir.

Dans un premier chapitre, nous avons cru devoir invoquer le témoignage de la tradition et prouver, par une courte revue historique, que l'existence de l'asthme avait été reconnue de tout temps.

Le deuxième paragraphe de ce premier chapitre est consacré à l'examen des travaux et des discussions auxquels l'asthme a donné lieu depuis Cullen jusqu'à nos jours. Dans cette période, les théories organiciennes, prenant chaque jour plus d'empire sur les esprits, tendent à faire disparaître la maladie qui nous occupe du cadre nosologique et à lui substituer l'emphysème pulmonaire. Nous avons fait ressortir les inconvénients et les funestes conséquences de cette doctrine.

Nous avons ensuite présenté un tableau de la maladie en tenant compte de toutes les modifications qu'elle peut présenter dans sa marche et dans ses symptômes. Ces modifications nous ont permis d'établir trois formes de l'asthme dans lesquelles on retrouvera toutes les variétés connues sous les noms d'asthme nerveux, d'asthme flatulent, d'asthme catarrhal, d'asthme humide, etc.

Dans un troisième chapitre consacré au diagnostic de l'asthme, nous avons analysé avec soin les principaux symptômes de cette maladie, et nous avons fait connaître les signes fournis par l'auscultation et la percussion.

Enfin, nous avons décrit, aussi complétement que l'état de la science nous l'a permis, les lésions habituelles ou accidentelles de l'asthme.

Telle est la méthode que nous avons suivie. Cette méthode, qui n'a d'autre base que l'observation et qui ne repose sur aucune théorie, nous a permis de tenir compte de tous les faits, et d'ajouter à l'histoire de l'asthme les découvertes récentes de l'anatomie pathologique, tout en conservant les notions positives que les médecins antérieurs à notre époque avaient acquises sur cette maladie.

CHAPITRE PREMIER

HISTORIQUE.

§ 1er. *L'asthme a été connu de tout temps.*

Les recherches historiques contenues dans ce premier chapitre ont pour but de prouver qu'on a connu de tout temps une maladie particulière à laquelle on a donné le nom d'asthme. Parmi les principaux auteurs de l'antiquité, les uns ont donné de cette maladie une description assez étendue pour qu'il soit impossible de la méconnaître; d'autres se sont bornés à des définitions, mais celles-ci sont toutes basées sur les mêmes caractères et désignent aussi évidemment le même état morbide.

Celse a considéré l'asthme seulement comme un degré de la dyspnée, mais déjà la manière dont il le définit rappelle parfaitement la dyspnée propre aux asthmatiques : « Difficultas spirandi dum modica est, neque ex toto strangulat, δυσπνοια appellatur; cum vehementer est *ut spirare æger sine sono et anhelatione non possit*, ασθμα, cum accessit id quoque ne nisi tecta cervice spiritus trahatur, ορθοπνοια. (A. Corn., Celse, lib. IV, cap. IV.)

Arétée donne la même définition que Celse, mais il y ajoute une description assez complète d'une attaque d'asthme. Voici la description d'Arétée :

« L'asthme s'annonce par les symptômes suivants : sentiment de pesanteur dans la poitrine, lenteur dans l'accomplissement des travaux habituels et dans toute espèce d'action, difficulté de respirer pendant la course ou lorsqu'on gravit un lieu élevé, raucité de la voix, toux, flatuosités, éructations, insomnie, chaleur obscure et peu marquée durant la nuit, dilatation et élévation des narines. — Si la maladie augmente, les pommettes deviennent rouges, les yeux saillants, comme dans la strangulation. Les malades font entendre, en respirant, pendant qu'ils sont éveillés, un sifflement, qui est beaucoup plus marqué encore pendant le sommeil. Leur voix est humide, obscure et manque d'éclat ; ils recherchent avec avidité l'impression d'un air froid. La chambre où ils sont placés leur paraît trop petite et trop étroite relativement au besoin d'air qu'ils éprouvent. Ils se tiennent debout et ils ouvrent la bouche pour mieux aspirer l'air. Leur face est pâle, à l'exception des pommettes, qui sont rouges. La sueur couvre leur front et leur cou. Une toux continuelle et pénible les tourmente. Ils rejettent des crachats petits, peu nombreux, froids et spumeux.

« Pendant l'inspiration, leur cou se tuméfie ; *præcordia revulsa sunt.* Leur pouls est petit, fréquent et déprimé. Leurs membres sont grêles. — Si les symptômes augmentent, les malades peuvent mourir suffoqués comme dans l'épilepsie ; si, au contraire, ils diminuent d'intensité, la toux devient plus longue et plus rare, des crachats humides et spumeux sont rejetés en grand nombre ; il survient une urine abondante qui ne laisse rien déposer et des selles liquides copieuses. La voix devient plus claire et plus forte. Le sommeil n'est plus interrompu. *Præcordia remittuntur.* Une douleur se fait sentir entre les épaules. La respiration devient rare et douce, mais la voix conserve une certaine dureté. De la sorte, les asthmatiques évitent la mort ; mais, même pendant les rémissions de leur maladie, et quoiqu'ils ne restent pas couchés et qu'ils puissent marcher, ils présentent encore des signes de leur affection. » (Arétée, *de diut. Affect.*, lib. I, cap. XI.)

Galien a parlé de l'asthme dans plusieurs endroits de ses

œuvres. Dans les différents passages qu'il lui a consacrés, il s'occupe des caractères de la dyspnée, de l'étiologie et du pronostic.

Dans le livre *de Compositione medicamentorum secundum locos* (chap. VI), on trouve la définition suivante : *Qui citra febrem dense respirant, qualiter faciunt qui velociter cucurrerunt, eos a symptomate asthmaticos medici solent appellare* (1).

Cælius Aurelianus nous a laissé une description de l'asthme. Elle est moins complète que celle d'Arétée, mais elle renferme quelques caractères qui ne se trouvent pas dans celle du médecin de Capadoce. Ainsi, par exemple, C. Aurelianus a noté que l'asthme est plus commun chez l'homme que chez la femme, chez les vieillards que chez les jeunes gens. Il l'observe plutôt en hiver et pendant la nuit qu'en été et pendant le jour..... La marche de cette maladie est caractérisée par des attaques et des rémissions. Cependant les malades conservent habituellement une légère difficulté de respirer qui est facilement augmentée lorsqu'ils gravissent un lieu élevé ou qu'ils marchent vite, ou lorsqu'ils sont sous l'influence d'une mauvaise digestion, de la fatigue déterminée par le coït, du froid, de la poussière ou de la fumée. (C. Aurel., *Morb. chron.*, lib. III, cap. I, *de Suspirio, sive anhelitu quem Græci asthma vocant.*)

Oribase s'est borné, comme Galien, à indiquer les principaux signes de cette maladie. Il propose, en outre, des moyens thérapeutiques qui sont employés encore aujourd'hui : « Asthmaticis medicamenta dessicantia et non vehementer calefacentia conveniunt; quamobrem acetum scilliticum eos optime

(1) Jam vero asthmata tum propter humorum ad interna motum, tum propter refrigerationem fieri consueverunt. (T. XVII, part. II, p. 623, édit. de Kuhn.)

Ætate provecti magis quam eo corripiuntur. (*Ibid.*, p. 625.)

Cur frequentissime eo senes laborent : asthmata vero tum ex catarrhis ortum habent, tum etiam quod alias spirandi instrumenta non rare proprium sui frigoris principium subeant. (*Ibid.*, p. 649.)

In senibus incurabile. (*Ibid.*, p. 539.)

juvat. Quin et ipsa scilla et oxymel quod ex hoc aceto conficitur convenit. (Oribasii Sard., *Synopseos* lib. IX, cap. v, *de Asthmate.*)

Les Arabes ont conservé l'idée que les médecins grecs et latins avaient donnée de l'asthme, mais ils n'ont rien ajouté aux connaissances qu'ils tenaient de leurs devanciers sur ce sujet (1).

Il en est de même de tous les auteurs qui ont écrit pendant la période qui existe entre l'époque des Arabes et la renaissance.

Les auteurs modernes vont nous offrir des descriptions plus complètes.

Van-Helmont nous a laissé sur l'asthme des détails positifs et dignes d'être conservés. Il a très-nettement indiqué les formes sous lesquelles cette maladie se présente : ***Est ergo duplex asthma, humidum et siccum.*** Le premier tire son nom d'une expectoration abondante, il est continu et affecte plus particulièrement les vieillards : le plus souvent, il tient à une lésion du poumon (*vitio proprio pulmonis.*) L'asthme sec, au contraire, est ordinairement périodique (*interruptum*). Enfin, il existe une troisième variété d'asthme qui est en partie sec et en partie humide. (Van-Helmont, *de Asthmate et tussi*, § 60.)

Mais c'est surtout par l'observation des faits que Van-Helmont se distingue de ses prédécesseurs. Son chapitre renferme plusieurs observations qui sont extrêmement précises et que ne désavouerait pas un observateur moderne.

Après Van-Helmont, nous citerons F. Hoffmann. « Il est un grand nombre de maladies, dit cet auteur, dont la difficulté

(1) Voici la définition donnée par Avicenne :

« Asthma est ægritudo pulmonis cum qua quiescens non invenit excusationem ab anhelitu frequenti, sicut est anhelitus quo laborat præfocatus et festinatus. Et hæc ægritudo cum accidit decrepitis non forsitan sanat neque maturat : cum ipsa etiam in juvenibus difficilis fit et secundum plurimum augmentat apud resupinationem Et hæc quidem ægridudo est ex ægritudinibus longis, habens cum hoc paroxysmos acutos, secundum similitudinem paroxysmorum æpilepsiæ et spasmi » (Avicennæ, lib. III, f. X, tract. I, cap. xxxviii, *de Asthmate.*)

de respirer est symptomatique ; ce sont surtout celles qui ont leur siége dans les poumons, telles que la pleurésie, la péripneumonie, la toux, la phthisie, les cancers, etc. Mais, en outre, il y a plusieurs causes qui apportent un obstacle considérable à la respiration et qui produisent une maladie à laquelle les Grecs ont donné le nom d'asthme. «Hoc vero, secundum nostram sententiam nihil est quam impedita et laboriosa admodum respiratio, cum ineffabili anxietate et præcordiorum angustia juncta, liberum sanguinis per pulmones circuitum turbans, a variis causis suborta, periculi suffocationis non expers. »

F. Hoffmann admet deux formes d'asthme , « l'asthme pituiteux et l'asthme spasmodique, flatulent et convulsif. »

Van-Helmont, entraîné par ses idées sur la nature de l'asthme, avait admis une variété particulière de cette maladie, variété propre à la femme, qui tenait, suivant lui, à l'état de l'utérus, et qui n'est autre chose que la dyspnée des hystériques. Hoffmann n'est pas tombé dans cette erreur, et il a, au contraire, bien distingué l'asthme convulsif de la suffocation hystérique. « La suffocation des hystériques, dit-il, tient à une constriction spasmodique du larynx et du pharynx que l'air a de la peine à franchir, tandis qu'il circule bien dans les poumons. Dans l'asthme, au contraire, la gêne siége bien plutôt dans ces derniers, de telle sorte que ce n'est pas seulement l'inspiration qui est difficile, mais aussi l'expiration. » Pour ce qui est de la description des symptômes, Hoffmann a reproduit celle d'Arétée.

Les Stahliens ont donné la définition et la division traditionnelles de l'asthme, mais ils n'ont rien ajouté aux connaissances de leurs devanciers.

Nous arrivons maintenant à un auteur qui fait époque dans l'histoire de l'asthme John Floyer, médecin anglais, qui vivait au commencement du dix-huitième siècle, nous a laissé une monographie dans laquelle l'asthme est décrit avec plus de détails qu'il ne l'avait été jusqu'alors. Floyer, qui était affecté lui-même de cette maladie, a recueilli avec beaucoup de soin son observation. Il a joint à la sienne celle de plusieurs malades qu'il a connus pendant une grande partie de leur vie, et il a pu ainsi ajouter un grand nombre de symptômes à ceux qui se trouvaient consignés dans les traités précédents. De plus, Floyer a indiqué l'emphysème des poumons, qu'il avait observé sur une jument poussive, comme étant la lésion caractéristique de l'asthme. — J'aurai à citer plusieurs passages de l'ouvrage de Floyer dans le courant de ma description.

Sauvages a reproduit, en grande partie, la description de Floyer. Comme ce dernier, il a considéré l'emphysème comme la lésion de l'asthme. Malheureusement cet auteur a confondu avec la maladie qui nous occupe une foule de dyspnées symptomatiques.

Le même reproche ne peut pas être adressé à Cullen, car nul autre, avant lui, n'avait aussi formellement exprimé la nécessité de réserver le nom d'asthme à une maladie particulière. « Le vulgaire et même un grand nombre de ceux qui ont écrit sur la médecine pratique, dit Cullen, se servent communément du terme d'asthme pour exprimer toute sorte de difficulté de respirer, c'est-à-dire toute espèce de dyspnée. Les nosologistes méthodiques ont aussi particulièrement et presque uniquement distingué l'asthme de la dyspnée en ce que le premier est une affection plus considérable. Aucune de ces définitions ne paraît exacte et convenable. Je pense que le terme d'asthme pourrait mieux s'appliquer et devrait même être borné aux cas de difficulté de respirer qui se distinguent par des symptômes particuliers et qui dépendent d'une cause prochaine particulière que j'espère pouvoir assigner avec assez de certitude. C'est de cette maladie que je vais parler : elle est, à peu de chose près, celle que ceux qui ont écrit sur la médecine pratique ont particulièrement distinguée des autres difficultés de respirer par le titre d'asthme spasmodique ou d'*asthma convulsivum*. Néanmoins, faute de distinguer avec une exactitude suffisante cette affection des autres cas de dyspnée, ils ont mis beaucoup de confusion dans leurs traités sur cet objet. (Cullen, *Médec. prat.*, trad. par Bosquillon, t. II.)

Cullen se fait remarquer par la précision et l'exactitude avec lesquelles il énumère les symptômes de l'asthme. Sa description est certainement la plus complète que nous possédions encore aujourd'hui.

Après Cullen, l'asthme commence à disparaître des traités de médecine, ou, du moins, il n'y occupe plus qu'une place dont l'importance diminue de plus en plus. Enfin, de nos jours, il est à peine question de cette maladie, et nous la voyons généralement remplacée par une maladie nouvelle, l'emphysème des poumons.

Il importe de rechercher à quelles causes nous devons attribuer ces changements.

§ 2. — *État actuel de la question; localisation de l'asthme.*

Cullen avait émis sur la nature de l'asthme une opinion qui ne contribua pas peu à amener la révolution que nous venons de signaler. Il avait rangé l'asthme parmi les névroses. Or, l'on sait qu'il donnait pour caractère principal à cette classe de maladies d'être dépourvues de lésions. Dès lors, l'asthme fut considéré lui-même comme une maladie sans lésions.

Lorsque Pinel eut vulgarisé en France les idées de Cullen, on vit bientôt les esprits se passionner pour la théorie des maladies sans lésion. Il suffit de parcourir les écrits de cette époque, et ceux de Pinel lui-même, pour voir combien la démonstration de ce fait, qu'une maladie pouvait exister indépendamment de toute lésion organique, acquit tout de suite une importance capitale. Dès lors on négligea la description pure et simple des faits, on substitua les explications à l'observation, comme il arrive toujours quand on veut faire triompher un système préconçu.

Mais l'enthousiasme inspiré par la théorie des maladies sans lésions ne tarda pas à provoquer une réaction. Tandis que, d'une part, certains médecins ne voulaient voir dans l'asthme qu'une maladie essentielle ou sans lésions (ces deux mots étaient alors synonymes); d'autres, au contraire, prétendirent que l'asthme reconnaissait toujours pour cause une lésion organique.

Cette période de l'histoire de la maladie nous présente le tableau des discussions qui s'établirent sur ce point, comme sur beaucoup d'autres, entre les hippocratistes modernes et les organiciens. Pendant longtemps la lutte demeura stérile, et la victoire incertaine, jusqu'à ce que Laennec vînt faire pencher la balance du côté des organiciens. Les idées émises par Laennec sont celles qui règnent encore aujourd'hui et que nous nous proposons de combattre; par conséquent, nous devons nous attacher à pénétrer l'esprit de sa doctrine et à faire connaître les résultats pratiques qu'elle a produits.

Tout le monde sait quelle grande importance Laennec a attachée aux phénomènes stéthoscopiques et aux lésions qui leur correspondent. Nous sommes fort éloignés nous-mêmes de nier cette importance; mais, tout en reconnaissant combien la découverte et les travaux de Laennec ont enrichi la séméiotique, il nous sera permis de dire que l'application qu'il en a voulu faire à la nosologie a eu de fâcheuses conséquences. Le grand nombre de maladies nouvelles basées seulement sur les signes fournis par l'auscultation et sur les lésions qui leur correspondent, consignés dans le *Traité de l'auscultation médiate*, viennent confirmer notre jugement. Du reste, la manière dont Laennec a envisagé l'asthme va nous montrer, mieux que tout autre exemple, les inconvénients de sa méthode.

Placé au point de vue exclusif des phénomènes stéthoscopiques et de l'anatomie pathologique, il a décrit quatre maladies dont les différences sont basées sur les caractères fournis par ces moyens d'investigation, et qui ne sont, au fond, qu'une seule et même maladie, ainsi que nous allons le prouver.

1° En premier lieu, Laennec découvre une lésion qu'il croit être nouvelle (l'emphysème des poumons), et des signes physiques en rapport avec cette lésion. Il ne lui en faut pas davantage pour y voir une maladie nouvelle et pour décrire sa marche, ses symptômes, etc. Or, ces symptômes qu'il attribuait à l'emphysème étaient les mêmes qu'on avait, de tout temps, attribués à l'asthme.

2° En second lieu, il observe quelques malades qui ne

présentent pas les signes stéthoscopiques de l'emphysème, mais chez lesquels il en trouve d'autres qu'il croit pouvoir expliquer par une lésion fort mal définie qu'il appelle catarrhe sec. De là, description d'une nouvelle maladie ; mais ici encore l'ensemble des symptômes n'est autre que celui qui caractérise l'asthme, ainsi que nous allons nous en convaincre.

3° En troisième lieu, d'autres malades lui présentent de la dyspnée habituelle avec exacerbations périodiques, accompagnée d'une expectoration particulière et de phénomènes stéthoscopiques nouveaux, et Laennec décrit une troisième maladie, le catarrhe pituiteux, qui n'est autre chose que l'asthme habituel.

4° Mais ce n'est pas tout encore : Laennec a observé quelques malades qui lui ont aussi présenté des attaques de dyspnée périodique, mais chez lesquels l'auscultation n'a révélé aucun signe, ni aucune lésion, et, comme il veut tenir compte de tous les faits, il admet un asthme nerveux qui existe indépendamment de toute lésion organique. De là une quatrième maladie.

Examinons chacune de ces prétendues maladies, et il sera facile de nous convaincre que leurs descriptions présentent toutes la reproduction des mêmes symptômes.

Commençons par l'emphysème.

« Les symptômes locaux et généraux de cette affection sont assez équivoques, la dyspnée en faisant le principal caractère ; elle est du nombre de celles que l'on confond sous le nom d'*asthme*. La gêne de la respiration est habituelle, mais elle augmente par accès qui n'ont rien de régulier pour le retour et la durée ; elle s'accroît encore par l'effet de toutes les causes qui influent sur la dyspnée, quelle que soit la cause à laquelle elle est due, comme le travail de la digestion, les vents existant en grande quantité dans l'estomac ou les intestins, la contention d'esprit, l'habitation des lieux élevés, les exercices pénibles, l'action de courir et de monter, et surtout l'invasion d'un catarrhe pulmonaire aigu. Il n'y a point de fièvre, le pouls est en général régulier.

« La couleur de la peau et l'habitude du corps ne présentent rien de particulier quand la lésion est peu intense; mais, pour peu qu'elle le soit, la peau offre ordinairement un aspect terne et comme terreux avec une légère nuance de violet par endroits. Les lèvres sont violettes, grosses, et paraissent gonflées.

« Je n'oserais assurer que l'emphysème du poumon ne puisse jamais exister sans toux; mais tous les malades chez lesquels j'ai rencontré cette affection étaient sujets à une toux habituelle, tantôt rare, peu forte et sèche, ou suivie seulement de l'expectoration d'un peu de mucus bronchique grisâtre, très-visqueux et transparent, tantôt plus forte, revenant par quintes et amenant des crachats muqueux.

« La maladie commence souvent dans l'enfance, peut durer un très-grand nombre d'années, et n'empêche pas toujours le malade d'arriver à un âge avancé..... Les efforts habituels et souvent très-grands que le malade est obligé de faire pour respirer déterminent souvent, à la longue, l'hypertrophie ou la dilatation du cœur. » (Laennnec, *Tr. de l'ausc. méd.*, t. I, p. 294.) Le reste de la description est consacré aux signes physiques de l'emphysème.

Voici maintenant la description du catarrhe sec :

« Le catarrhe sec reste souvent à un degré médiocre et tout à fait latent pendant une longue suite d'années. Les sujets qui en sont affectés s'aperçoivent seulement qu'ils ont l'haleine plus courte que les autres hommes quand ils veulent monter ou courir. Lorsque l'engorgement des bronches gagne en étendue, la dyspnée a lieu même dans l'état de repos, et surtout après les repas; quelques malades n'en rapportent le sentiment qu'à un seul côté de la poitrine, et quelquefois au côté le moins affecté. Plus tard surviennent des accès d'oppression assez graves pour mériter le nom d'*asthme*, et qui durent ordinairement plusieurs jours. Vers la fin de ces attaques, la toux se manifeste, et dès lors l'oppression diminue; mais, au bout de quelques jours, les efforts de la toux amènent, vers le matin surtout, quelques crachats perlés, souvent mêlés d'un peu de pituite, dont l'expectoration produit une diminution plus notable encore de la dyspnée .... Assez souvent, la toux cesse entièrement pendant l'été; et alors l'oppression devient moindre..... L'apparition d'un catarrhe aigu chez un sujet attaqué d'un catarrhe sec habituel détermine ordinairement une *attaque d'asthme,* ou au moins l'augmentation de la dyspnée habituelle; quand l'expectoration arrive, la dyspnée diminue; mais souvent elle reste encore un peu plus forte qu'avant l'invasion du nouveau catarrhe..... Lorsqu'un catarrhe sec a duré un certain temps, et surtout lorsqu'il a été aggravé par des catarrhes aigus, *l'emphysème des poumons survient, et ses signes se joignent aux symptômes précédents.* » (*Loc. cit.*, t. I, p. 167, troisième édition.)

Que voyons-nous dans ces deux descriptions? Que la dyspnée est le principal caractère des deux affections; que cette dyspnée revient par attaques périodiques dans les deux cas, et qu'elle est du nombre de celles que l'on confond sous le nom d'*asthme.* Dans le catarrhe sec, la dyspnée habituelle est moins marquée, et les attaques paraissent être déterminées par autant de rhumes ou de bronchites. Dans l'emphysème, la dyspnée habituelle est plus intense, et les attaques se rapprochent. A quoi tient cette différence? Laennec luimême nous l'indique : c'est que le catarrhe sec précède l'emphysème, et que le premier, étant un degré moins avancé de la maladie, présente, par cela seul, des symptômes moins intenses que le second. Ces deux états caractérisent des périodes différentes de la même maladie. Or, l'observation nous enseigne en effet que, pendant la première période de l'asthme (catarrhe sec de Laennec), les attaques sont moins fréquentes, et la dyspnée habituelle moins marquée que dans la seconde période de cette maladie (emphysème de Laennec). Plus loin, Laennec a exprimé ce fait d'une manière plus formelle, à propos des causes de l'emphysème. « L'emphysème pulmonaire se développe presque toujours à la suite des catarrhes secs intenses, et presque tous les asthmatiques, par cette cause, présentent à l'ouverture une dilatation plus ou moins marquée d'un certain nombre de cellules bronchiques. » (*Ibid.*, p. 291.)

Ainsi, de l'aveu de Laennec lui-même, le catarrhe sec et

l'emphysème se rencontrent chez les mêmes individus et appartiennent à la même maladie. Dès lors je m'explique difficilement pourquoi il a fait de ces deux états deux maladies différentes.

Voyons maintenant ce qu'entend Laennec par catarrhe pituiteux.

« Le catarrhe pituiteux chronique s'établit ordinairement peu à peu à la suite de plusieurs catarrhes aigus, secs ou muqueux. Lorsque l'expectoration pituiteuse est bien établie, elle devient le plus souvent intermittente et d'une manière à peu près régulière. Il y a ordinairement deux attaques de toux et d'expectoration dans les vingt-quatre heures : l'une au moment du réveil, et l'autre vers le soir. Chez quelques malades, au contraire, l'attaque a lieu immédiatement après le repas..... Pendant l'attaque, il y a toujours une dyspnée qui diminue ou cesse avec elle. Lorsque la maladie a duré pendant un certain temps, le teint du malade devient d'une pâleur blafarde ; il maigrit, mais cette maigreur s'arrête à un certain degré et n'arrive jamais jusqu'au marasme..... L'état du malade est celui d'un valétudinaire. Cet état persiste souvent ainsi pendant un grand nombre d'années ; mais, à mesure que la vieillesse avance, les quintes sont plus longues et plus rapprochées ; *la dyspnée devient habituelle et arrive enfin au degré que les praticiens désignent sous le nom d'asthme.* L'œdème du poumon ou la suffocation déterminée par l'impossibilité d'expectorer sont alors les terminaisons les plus ordinaires de la maladie. » (Tome I, p. 153 et suiv.)

Cette citation suffit pour montrer que le catarrhe pituiteux de Laennec n'est pas autre chose que ce qu'on désigne habituellement sous le nom d'asthme humide.

En quatrième lieu, ainsi que nous l'avons dit, Laennec admet aussi un asthme purement nerveux. « Je n'ai rencontré que chez un petit nombre d'asthmatiques les signes du spasme pulmonaire sans aucune complication de catarrhe ; mais je puis cependant affirmer que le fait existe. D'un autre côté, j'ai rencontré un grand nombre d'asthmatiques avec catarrhe sec, pituiteux ou muqueux, trop léger ou trop peu étendu pour qu'on pût regarder ces affections comme la véritable cause de l'asthme..... Il est difficile d'éclairer par l'anatomie pathologique la question qui nous occupe. Une attaque d'asthme purement nerveux donne rarement la mort, et surtout ne l'amène presque jamais sans avoir déterminé des congestions sanguines et d'autres effets du trouble de la respiration et de la circulation, dans lesquels des esprits prévenus pourraient chercher la cause de la maladie, en les supposant antérieurs à la dyspnée. Cependant on trouve quelques observations dont il serait déraisonnable de ne pas conclure la possibilité d'un asthme purement nerveux. Je ne parlerai point de celles qui ont été recueillies à une époque où cette possibilité était généralement regardée comme un fait incontestable, et l'asthme spasmodique comme une maladie très-commune et très-bien connue. Mais, actuellement même que l'attention des médecins est très-éveillée sur ce point, et où beaucoup d'hommes instruits doutent qu'il puisse exister une affection grave qui dépende du simple trouble de l'influence nerveuse, sans lésions primitives et graves des organes, j'ai vu bien des cas où il m'a été impossible, malgré les recherches les plus minutieuses, de trouver une lésion organique à laquelle on pût attribuer l'asthme. » (Laennec, *loc. cit.*, t. II, p. 270.)

Voilà ce que Laennec a fait de l'asthme. A cette maladie telle qu'on la comprenait avant lui, il en a substitué quatre qui n'ont d'autre raison d'être que la présence de telle ou telle lésion et de signes stéthoscopiques en rapport avec celles-ci, ou l'absence de ces lésions et de ces signes. Chacune de ces prétendues maladies nous présente bien le tableau de quelques phénomènes de l'asthme pris à un moment donné, mais nullement l'ensemble des symptômes qu'on observe chez un asthmatique pendant tout le cours de sa maladie.

Laennec n'en a point agi ainsi pour la phthisie. Loin de créer autant d'affections qu'il découvrait de lésions et de signes différents, il a su les rattacher tous au même principe, et, en montrant leurs évolutions, établir les périodes de cette maladie. Le désir de localiser les maladies ne l'a point égaré dans ce cas. S'il eût été aussi heureusement inspiré pour l'asthme, au lieu de faire de l'emphysème, du catarrhe sec et du catarrhe pituiteux, autant de maladies différentes, il aurait vu que ces lésions n'étaient que les expressions d'un même état morbideà ses différentes périodes. En agissant ainsi, Laennec aurait eu la gloire de fixer la science sur ce point, comme il l'a fait pour la phthisie.

Après Laennec, il ne fut plus question de l'asthme. L'emphysème seul occupa les esprits. Il ne sera pas inutile au but que nous nous proposons de jeter un coup d'œil sur les travaux des médecins qui marchèrent sur les traces de l'auteur de l'auscultation. Cet examen nous fera mieux sentir encore les inconvénients de la méthode qu'il adopta.

Nous nous occuperons d'abord du travail de M. Louis, inséré dans les *Mémoires de la Société médicale d'observation.*

Ce qui distingue la description que M. Louis a donnée de l'emphysème, c'est la grande simplicité à laquelle la question se trouve réduite : une lésion et les symptômes qui s'y rattachent directement, là se borne ce que les faits ont appris à cet observateur. Laennec, en disséminant l'histoire de l'asthme dans celles de l'emphysème, du catarrhe sec et du catarrhe pituiteux, avait au moins indiqué les relations que ces affections avaient entre elles. M. Louis n'a vu rien de semblable dans les faits qu'il lui a été donné d'observer ; du moins, il n'en fait aucune mention.

Qu'on en juge par sa description :

« L'emphysème débutait à des époques très-variées de l'existence, souvent dès la première jeunesse, dans l'enfance, par une dyspnée plus ou moins gênante, de manière que les malades n'avaient jamais pu courir aussi vite que leurs camarades et partager complétement leurs jeux, étant promptement essoufflés. Assez souvent aussi, l'oppression n'apparaissait que beaucoup plus tard, tantôt seule, tantôt accompagnée de toux. Une fois existante, elle persistait, soit au même degré, une ou plusieurs années, soit en augmentant avec plus ou moins de rapidité, offrant chez beaucoup de sujets et par intervalles, une prompte et violente exaspération, de manière que les malades, s'ils étaient au lit, se trouvaient obligés de se mettre tout à coup à leur séant ou même à la fenêtre pour respirer. Ces accès revenaient quelquefois sans cause appréciable, étaient ordinairement provoqués par un catarrhe pulmonaire aigu simple ou enté sur un catarrhe pulmonaire chronique, diminuaient, puis disparaissaient avec lui, persistant un ou plusieurs jours de suite à des degrés divers. Débutant bien rarement avec l'affection, ils paraissaient être inséparables à une certaine époque, et ils augmentaient généralement de force et de fréquence à mesure que les malades avançaient en âge. Des palpitations les accompagnaient ordinairement, devenaient continues dans un assez grand nombre de cas, et souvent alors on observait aussi de l'œdème aux membres inférieurs, œdème qui disparaissait assez fréquemment avec les accès de dyspnée.

« A ces symptômes généraux ou rationnels se joignaient des symptômes locaux dont l'existence ne pouvait laisser de doute sur le diagnostic de la maladie, déjà assez bien caractérisée par ce qui précède. La conformation de la poitrine était altérée ; le thorax plus saillant d'un côté que de l'autre, et dans un espace variable ; la percussion plus sonore que dans l'état naturel, le bruit respiratoire plus faible, au contraire. Assez souvent aussi on entendait un râle sifflant dans d'autres parties de la poitrine, etc. » Le reste de la description indique l'état des forces, celui de l'appétit et de l'embonpoint, et fait connaître la lésion des vésicules pulmonaires.

Nous aurons à revenir sur ce dernier point, ainsi que sur la découverte de M. Louis, concernant la déformation de la poitrine dans l'emphysème. Pour le moment, il nous suffit de constater que les statisticiens de notre époque, par une application plus rigoureuse de la méthode anatomique, n'ont nullement enrichi la description de la maladie qui nous occupe et qu'ils ont, au contraire, singulièrement restreint le champ de l'observation.

Un autre observateur, M. Beau, tout en restant dans la voie tracée par Laennec et M. Louis, est venu introduire un élément nouveau dans la discussion. Pour lui, « c'est l'embarras muqueux de l'arbre bronchique qui est la seule cause de l'asthme. L'emphysème n'est qu'un phénomène secondaire, et non primitif, comme le veut M. Louis. *Dès lors, l'asthme n'est autre chose que la dyspnée développpée par le catarrhe bronchique avec sécrétion du mucus dense.* »

Le catarrhe bronchique et le mucus donnent l'explication de tous les symptômes.

« La production de l'emphysème, dit M. Beau, tient, comme le pense M. Laennec, à ce que l'air qui est entré librement dans les tubes bronchiques a de la peine à en sortir et dilate, par conséquent, les vésicules pulmonaires. Mais cette accumulation d'air ne dépend pas d'une faiblesse relative de l'expiration par suite de laquelle l'air ne peut vaincre, à sa sortie, les obstacles qu'il a pu franchir à son entrée. Si l'air a plus de peine à sortir des tubes qu'à y entrer, cela tient à ce qu'il rencontre des obstacles plus nombreux et plus difficiles à l'expiration qu'à l'inspiration, à cause de la diminution plus grande des points obstrués pendant le retrait expiratoire des poumons; de sorte que cette circonstance, ainsi que nous l'avons vu, explique pourquoi les râles vibrants sont plus nombreux à l'expiration qu'à l'inspiration, et pourquoi l'expiration des asthmatiques est plus longue que l'inspiration, et nous donne maintenant la véritable raison de la production de l'emphysème vésiculaire. » (Beau, *Archiv. génér. de médec.*, 1840.)

Ainsi, pour M. Beau, le phénomène primitif, le fait capital, celui qui domine tous les autres, c'est la bronchite; l'emphysème n'est que la conséquence.

M. Louis a victorieusement réfuté cette théorie mécanique de M. Beau en faisant voir qu'il n'y avait pas le moindre rapport entre les vésicules dilatées et le catarrhe pulmonaire.

« En effet, dit-il, le maximum de dilatation des cellules s'observe à la partie antérieure des poumons et particulièrement sur le bord tranchant de ces organes, tandis que la bronchite siége surtout à la partie postérieure »

Les arguments par lesquels M. Beau a cherché à appuyer sa théorie ne nous paraissent pas pouvoir résister à un examen sérieux. Il est difficile de comprendre, en effet, comment des mucosités, pour si denses qu'on les suppose, peuvent résister à l'effort expiratoire et mettre obstacle à la sortie de l'air, et plus difficile encore de comprendre comment ce dernier, en se dilatant, parvient à distendre les vésicules pulmonaires plutôt qu'à déplacer les mucosités.

Mais ce n'est pas seulement l'emphysème qui se trouve placé sous la dépendance du catarrhe bronchique, dans la théorie de M. Beau. Il en est de même de tous les autres symptômes de l'asthme, si bien qu'il y a une identité parfaite entre la bronchite et l'asthme, et que, par conséquent, il devient inutile de conserver cette dernière dénomination.

Le temps a déjà fait justice des assertions sur lesquelles repose la théorie de M. Beau. Aussi croyons-nous inutile de relever ce qu'elles peuvent avoir d'erroné.

Laissons les organiciens se réfuter entre eux. Pour nous, nous nous contenterons de faire observer que c'est en donnant au mot asthme la signification de dyspnée que M. Beau a pu fournir à ses paradoxes quelque chose de spécieux. Mais si l'on rend à cette dénomination son véritable sens et qu'on s'en serve pour désigner une espèce morbide, on voit tout de suite combien il est puéril et même ridicule de vouloir expliquer une maladie aussi compliquée par la présence d'un mucus plus ou moins dense dans les bronches.

Tel est aujourd'hui l'état de la question. Les idées émises par Laennec et reproduites, avec des modifications plus ou moins heureuses, par MM. Louis et Beau, règnent encore presque exclusivement. L'asthme, cette maladie si fréquente, si remarquable, et dont les caractères distinctifs sont si nettement tranchés, n'a plus de place dans les cadres nosologiques.

Pour la plupart des médecins de notre époque, l'emphysème est la cause constante de l'asthme; pour d'autres, cette cause est bien plutôt un catarrhe ou une bronchite ; mais, pour les uns comme pour les autres, l'asthme n'est pas une maladie, mais seulement un symptôme trouvant sa cause prochaine et son explication dans une lésion organique.

Pour nous, après avoir montré les inconvénients et les abus de cette manière de voir, nous voulons rétablir l'asthme à la place qu'il a toujours occupée en médecine. Nous venons reprendre et compléter la tradition. Au lieu de substituer l'emphysème ou le catarrhe, qui ne sont que des lésions, à la maladie dont ils dépendent, nous leur assignerons le rôle qu'ils jouent en réalité dans l'asthme. De cette manière, et sans avoir rien à sacrifier de notre principe, il nous sera permis de profiter des faits importants dont la découverte de Laennec est venu enrichir le diagnostic et l'anatomie pathologique de cette maladie.

C'est ainsi que, dans une science bien faite et dont la méthode offre quelque certitude, les découvertes nouvelles viennent s'ajouter aux faits déjà connus sans en détruire la base et sans en bouleverser le système.

CHAPITRE II.

FORMES DE L'ASTHME.

Nous distinguerons trois formes de l'asthme : 1° la forme périodique ; 2° la forme commune, dans laquelle l'asthme, après avoir été périodique, devient habituel ; 3° la forme habituelle d'emblée. Ces trois formes nous paraissent embrasser l'ensemble des faits ; de plus, chacune d'elles présente des caractères assez tranchés pour qu'on ne puisse pas les confondre dans une même description. — Avant d'étudier ces diverses formes de l'asthme, nous devons dire un mot sur les noms que nous leur donnons.

Ces noms ne représentent pour nous que l'un des caractères de ces formes et non l'ensemble de leurs caractères. Par conséquent, toute objection qui porterait sur ce que dans la forme commune il y a des attaques comme dans la forme périodique, sur ce que telle affection est commune à plusieurs formes, etc., est tout à fait sans valeur. En effet, à moins d'imaginer des dénominations nouvelles qui expriment dans un seul mot tout ce que nous devons dire de chaque forme en particulier, ce qui est la plus absurde de toutes les prétentions, nous ne pouvons point procéder autrement que nous l'avons fait. La question n'est point de savoir si les formes que nous avons établies sont bien ou mal nommées, mais bien de savoir si l'histoire de l'asthme, ainsi divisée, est à la fois conforme aux faits, plus méthodique et plus pratique qu'une description en masse qui, à force de s'appliquer à tout, finit par ne s'appliquer à rien de précis.

Nous le répétons, c'est là toute la question. Ceux que les noms de forme commune, périodique, habituelle, pourraient choquer, y substitueront, s'ils le veulent, les numéros un, deux et trois, qui auront l'avantage de nous débarrasser de ces vaines disputes de mots.

1° *Forme périodique.*

L'asthme périodique est constitué par des attaques de dyspnée qui se manifestent à des époques plus ou moins éloignées. Ces attaques, pour si fortes qu'elles soient, ne laissent aucune trace après elles, et, pendant leurs intervalles, il n'existe aucun symptôme, aucun indice de la maladie. Il en est ainsi pendant toute la durée de l'asthme périodique. C'est là le caractère distinctif de cette première forme.

L'asthme périodique s'observe à tous les âges. Il se développe quelquefois sans cause apparente; d'autres fois, au contraire, à l'occasion de circonstances étiologiques bien déterminées, telles qu'un refroidissement, un changement d'habitation, une impression morale vive, etc. Il est assez souvent héréditaire.

Son début, ordinairement brusque et effrayant, n'est pas annoncé par les prodromes dont nous aurons à constater l'existence à peu près constante dans la forme commune. Cependant on observe aussi quelquefois des phénomènes précurseurs dans la forme qui nous occupe. Dans la journée qui précède l'attaque, les malades éprouvent une légère céphalalgie, un peu d'agitation, une dyspnée peu sensible et quelques flatuosités après le dîner.

Que ces prodromes aient existé ou non, c'est ordinairement pendant la nuit que l'attaque survient. Les malades sont tout à coup réveillés par un sentiment de suffocation, et ils se trouvent immédiatement en proie à une dyspnée violente. Ils se mettent aussitôt sur leur séant, et ils se débarrassent des couvertures et des vêtements, qui deviennent pour eux un poids insupportable. On les voit chercher un point d'appui sur les coudes, sur les mains, et se cramponner aux objets environnants, pour augmenter la puissance des mouvements respirateurs. Malgré tous leurs efforts, la suffocation semble devenir de plus en plus imminente. Ils quittent leur lit, ouvrent leur fenêtre et recherchent avec avidité l'impression de l'air froid. La dyspnée va toujours en augmentant. L'inspiration est courte; elle s'exécute par une contraction brusque de tous les muscles inspirateurs. A cette inspiration succède une expiration lente, difficile, beaucoup plus longue que l'inspiration, et par laquelle cependant les poumons ne semblent se vider que très-incomplétement. Un sifflement trachéal se fait entendre pendant les deux temps de la respiration, beaucoup plus marqué et plus aigu pendant le second. La parole est brève, difficile, quelquefois impossible et entrecoupée à chaque instant par un nouveau besoin de respirer. Le cou des malades est tendu, et semble tuméfié. Leur tête est haute. Leur face est ordinairement pâle, excepté les pommettes, qui, chez quelques-uns, présentent une coloration d'un rouge foncé, et les lèvres, qui sont livides. Les narines sont dilatées, les yeux saillants et largement ouverts. Des gouttes de sueur couvrent le front, les tempes et le cou. Les malades accusent une douleur vive au bas du sternum, et une constriction circulaire à la base de la poitrine.

Chez quelques-uns, une toux pénible et presque continuelle se joint aux phénomènes précédents. Cette toux n'est pas suivie d'expectoration; elle n'a d'autre résultat que d'accroître l'intensité de tous les symptômes que je viens d'énumérer. Le plus souvent, dans les attaques d'asthme périodique, il n'y a pas ou presque pas de toux.

Le pouls est petit, faible, inégal et quelquefois intermittent.

Les pieds, les mains, le nez et les oreilles sont refroidis. Les phénomènes conservent la même intensité jusqu'au matin, et, lorsque le jour paraît, ils diminuent d'une manière sensible. Chez quelques malades, on les voit même aller rapidement jusqu'à une disparition complète. En même temps que la dyspnée diminue, la toux, quand elle existait, devient moins fréquente et moins pénible, et elle est suivie quelquefois alors d'une expectoration peu abondante de crachats filants, peu volumineux et sans consistance. Quelques malades rendent aussi à ce moment une assez grande quantité d'urine claire et limpide.

Lorsque les symptômes ont disparu complétement, les malades conservent, pendant la journée qui suit, un sentiment de fatigue et d'abattement, et une certaine susceptibilité. Puis ils reprennent le cours de leurs occupations et de leur vie habituelle, sans conserver autre chose de leur maladie que le souvenir des souffrances qu'ils ont éprouvées.

Mais l'attaque d'asthme périodique est loin d'être toujours aussi courte que je viens de le dire. Lorsqu'elle se prolonge, les symptômes, au lieu de disparaître complétement le matin, ne font que présenter une rémission plus ou moins marquée pendant le jour, et, dans la nuit suivante, ils reprennent toute leur intensité. Les choses peuvent se maintenir dans cet état pendant un certain temps, et l'attaque d'asthme périodique, avec ses paroxysmes nocturnes et ses rémissions diurnes, peut avoir une durée de plusieurs jours, de plusieurs semaines et même de plusieurs mois. Quand elle se prolonge ainsi, on observe de nouveaux symptômes, tels que l'amaigrissement, des flatuosités intestinales qui tourmentent les malades, surtout après leurs repas; la perte de l'appétit, les digestions difficiles, et quelquefois même un petit mouvement fébrile le soir.

La dyspnée augmente toutes les nuits et produit une insomnie continuelle.

Tous ces phénomènes, par leur intensité et leur durée considérable, plongent les malades dans une grande inquiétude. Enfin, au moment où leur état semble le plus désespéré, la gêne de la respiration disparaît tout à coup, et le malade se trouve immédiatement rendu à la santé.

J'ai dit que l'attaque d'asthme débutait pendant la nuit. C'est, en effet, le cas le plus ordinaire ; mais il n'en est pas toujours ainsi. Elle survient quelquefois pendant le jour, d'une manière brusque et subite. Cette particularité s'observe surtout chez les malades qui n'ont d'attaques que lorsqu'ils changent d'habitation, lorsqu'ils arrivent dans certains lieux, ou lorsqu'ils se trouvent soumis à l'impression de certaines odeurs.

Le nombre et la fréquence des attaques sont extrêmement variables. Plusieurs années peuvent s'écouler sans qu'il se manifeste le plus petit symptôme de l'asthme ; d'autres fois, au contraire, après quelques semaines, celui-ci reparaît. Du reste, le retour des attaques pouvant être déterminé par des causes occasionnelles, on conçoit qu'il est difficile qu'elles présentent rien de fixe sous ce rapport.

Assez souvent, les attaques de l'asthme périodique s'usent à la longue, comme on dit vulgairement ; elles diminuent progressivement, s'éloignent et finissent par ne plus se reproduire. En un mot, l'asthme périodique peut se guérir spontanément avec l'âge. Une maladie intercurrente, une pneumonie par exemple, semble aider quelquefois cette terminaison heureuse. D'autres fois, l'asthme persiste jusqu'à la mort du sujet, sans toutefois la hâter. Dans quelques cas, les attaques deviennent de plus en plus violentes et de plus en plus rapprochées. Enfin, on observe des malades chez lesquels les attaques d'asthme alternent avec d'autres affections, telles que les hémorroïdes et des dartres.

2° *Forme commune.*

La forme commune de l'asthme présente, comme la précédente, des attaques périodiques ; mais, de plus, on observe dans cette forme une dyspnée habituelle. En outre, les attaques de la forme commune sont toujours accompagnées de bronchites, ce qui lui a fait donner le nom d'asthme catarrhal.

Elle débute de deux manières différentes, ce qui nous permet de distinguer deux variétés dans cette forme.

La première variété se manifeste souvent, dès l'enfance, par une dyspnée que les enfants ne ressentent d'abord que lorsqu'ils se livrent à quelque exercice violent. Ces enfants sont *courts d'haleine*, et ils ne peuvent pas se livrer à tous les jeux de leurs camarades. Ils présentent, en outre, une susceptibilité très-grande de la muqueuse bronchique. Ils s'enrhument facilement, et, pendant la durée de leurs rhumes, la dyspnée augmente. Celle-ci est plus marquée la nuit que le jour, et elle s'accompagne d'un sifflement trachéal. Par la suite, la dyspnée habituelle augmente, et les attaques accompagnées de bronchite deviennent plus fortes et plus rapprochées.

La seconde variété de la forme commune débute franchement par une première attaque qui n'a point été précédée de dyspnée habituelle. Le plus souvent, c'est à la suite d'un refroidissement, d'une marche forcée, que cette première attaque se manifeste. Elle dure ordinairement plusieurs semaines et même plusieurs mois. C'est sous la forme d'un rhume ou d'une bronchite que cette première attaque se présente. Le malade et le médecin lui-même croient d'abord n'avoir affaire qu'à un simple catarrhe ; mais la dyspnée plus forte qui augmente tout à coup, surtout la nuit, la marche de l'affection qui présente des rémissions et des exacerbations alternatives, la durée des accidents, ne tardent pas à indiquer la véritable nature de la maladie. Quelques mois après cette première attaque, et, plus particulièrement, au commencement de l'hiver, il en survient une seconde qui se termine, comme la précédente, sans laisser de traces ; mais bientôt les attaques se rapprochent et ne présentent plus la même régularité dans leurs retours. De plus, il existe une dyspnée habituelle qui tourmente les malades même dans l'intervalle des attaques, et un enrouement habituel qui communique à la voix quelque chose de rauque et de voilé.

Les phénomènes que je viens d'énumérer suffisent pour caractériser la forme commune de l'asthme, et pour la distinguer de la forme périodique ; mais il en est d'autres que je vais exposer, et qui rendront plus nette encore la distinction que j'ai établie entre ces deux formes. Je veux parler des symptômes qui précèdent l'attaque. Floyer, qui les a observés sur lui-même, en a tracé un tableau assez complet. « Dans l'après-midi qui précède l'attaque, dit cet auteur, environ deux ou trois heures après le repas, la plupart des asthmatiques sentent une grande oppression ou une plénitude dans le creux de l'estomac, qui est alors fort rempli de vents et dont il vient un rapport insipide. Cette plénitude de l'estomac est le premier signe de l'accès prochain. Elle se manifeste avant qu'il y ait aucune toux ni oppression dans la poitrine. Ce gonflement de l'estomac est suivi d'une effervescence dans le sang, et ces sortes d'asthmatiques se trouvent incommodés par tout ce qui échauffe, comme le feu, le vin, le tabac. Toutes les liqueurs rafraîchissantes, au contraire, comme l'eau, soulagent la plénitude de leur estomac..... La tête est fort lourde, avec un peu de douleur ; il y a beaucoup d'assoupissement, le soir avant l'accès, et souvent de grands bâillements. Au commencement de la nuit, le malade rend une grande quantité d'urine pâle...... Ses membres sont lourds et incapables de mouvement. Il ressent déjà une dyspnée assez marquée, et il éprouve, en outre, un peu d'enrouement. Il y a ordinairement avant l'accès une toux convulsive suivie de l'expectoration de quelques crachats visqueux. » (Floyer, *Tr. de l'asthme*, p. 6 et suiv.)

Vers le milieu de la nuit, le malade est tout à coup réveillé en sursaut par un sentiment de suffocation imminente. Il se met aussitôt sur son séant, et, pendant tout le reste de la nuit, il est en proie à une dyspnée intense, accompagnée de quintes de toux longues et pénibles, et non suivie d'expectoration. Au matin, la dyspnée s'apaise, la toux est moins pénible, elle est suivie alors d'une expectoration abondante. Ce n'est pourtant pas à ce dernier phénomène qu'il faut attribuer la diminution de la dyspnée, car, suivant la remarque de Floyer : « *L'oppression cesse avant que le malade ait beaucoup craché, ce qui n'arriverait pas si elle était produite par l'abondance des phlegmes.* »

D'après le même auteur, le malade rend, à la fin de l'accès, une urine fort colorée, qui dépose un sédiment et qui est tout à fait semblable à celle que l'on rend dans la fièvre.

Cette rémission qui survient le matin est loin d'être complète, comme cela a lieu ordinairement dans la forme périodique. Pendant toute la journée, le malade est tourmenté par la dyspnée et par la toux. Ces symptômes sont moins marqués, il est vrai, que pendant la nuit; mais la moindre cause occasionnelle, telle que l'impression de l'air, celle de la fumée, l'action de monter ou de courir, une impression morale, vient les réveiller et leur donner une intensité nouvelle. Les nuits suivantes, l'exacerbation des symptômes ne manque pas de se reproduire.

Outre les symptômes que je viens d'énumérer, les malades ressentent un chatouillement ou un grattement dans le larynx et une chaleur brûlante dans le sternum, qui excitent continuellement la toux. Leur voix est rauque et voilée. La parole est difficile et entrecoupée par le besoin de respirer. Un sifflement trachéal, qui s'entend à distance, accompagne la respiration et l'émission de la voix.

Les malades accusent des points douloureux dans diverses parties de la poitrine, tantôt au bas du sternum, tantôt dans les régions latérales, tantôt au niveau des omoplates. Dans les premières attaques, ces points douloureux sont assez vagues, peu marqués, et présentent une certaine mobilité; plus tard, au contraire, ils sont plus intenses et deviennent fixes. Je montrerai tout à l'heure que, lorsqu'ils revêtent ces derniers caractères, ils sont ordinairement le signe de pleurésies symptomatiques de l'asthme. Outre les points pleurétiques, les malades ressentent une constriction douloureuse à la base de la poitrine.

Mais là ne se bornent pas les symptômes de l'asthme. La digestion présente aussi des troubles que je dois signaler. Presque toujours, ou au commencement de l'attaque, le malade vomit, et, tant que la dyspnée persiste, il est tourmenté par des flatuosités considérables. La bouche est mauvaise, l'appétit est diminué, la digestion difficile. Après qu'il a mangé, le malade s'assoupit, surtout le soir. Rarement il y a de la fièvre. Le pouls est ordinairement petit, un peu dur et parfois intermittent. Les mains et les pieds sont habituellement froids, et le malade a beaucoup de peine à les réchauffer. Il n'est pas très-rare d'observer de l'œdème des extrémités inférieures. Cet œdème se dissipe après l'attaque.

Lorsque l'asthme est devenu habituel, il se complique quelquefois d'un anasarque très-étendu.

La face est pâle et un peu bouffie. Les lèvres sont bleuâtres ou violacées; les yeux largement ouverts et saillants, surtout quand la dyspnée augmente.

Tous ces phénomènes persistent avec les mêmes alternatives de rémissions incomplètes et d'exacerbations pendant un temps quelquefois très considérable, car il est des attaques d'asthme qui durent pendant toute une saison. A mesure que le malade avance en âge, les attaques se rapprochent, ainsi que je l'ai dit, et la dyspnée habituelle devient de plus en plus forte.

Lorsque la forme commune de l'asthme dure depuis un certain temps, et qu'elle s'accompagne de bronchites plus ou moins intenses et souvent répétées, ainsi que de dyspnée habituelle, il n'est pas très-rare d'observer chez les malades qui en sont atteints des hémoptysies. Ce symptôme, qui n'a été signalé par aucun auteur dans la maladie qui nous occupe, est très-important à connaître, car il expose le médecin à des erreurs très-graves.

Les hémoptysies de l'asthme se présentent avec des caractères qui ne sont pas toujours les mêmes. Tantôt la matière de l'expectoration est mêlée d'une plus ou moins grande quantité de sang pendant tout le temps que dure l'exacerbation des autres symptômes de la maladie ; tantôt une grande quantité de sang pur est expectorée en quelques instants, comme il arrive dans la phthisie. Dans tous les cas, les malades sont très-alarmés par ce symptôme, et il importe que le médecin soit prévenu de son existence dans l'asthme pour qu'il puisse découvrir son origine et qu'il ne se laisse pas induire en erreur. J'insiste sur ce point parce que j'ai vu plus d'un exemple d'erreurs de diagnostic occasionnées par des hémoptysies symptomatiques de l'asthme, et qui avaient fait considérer comme phthisiques des malades qui ne l'étaient nullement. L'examen attentif des symptômes et de la marche de la maladie, et les signes fournis par l'auscultation et la percussion, permettront toujours d'éviter de semblables erreurs.

Telle est la forme commune de l'asthme, envisagée dans son ensemble. Cette forme présente à étudier plusieurs variétés que nous ne pourrions faire connaître qu'à la condition d'écrire un traité complet sur la matière. Nous avons voulu seulement indiquer les caractères communs et les traits principaux qui constituent réellement une forme et qu'on retrouve, sinon en totalité, du moins en grande partie, dans toutes les variétés qui en dépendent.

3° *Forme habituelle d'emblée.*

La troisième forme de l'asthme qui nous reste à décrire est connue des praticiens sous les noms d'*asthme humide* ou d'asthme des vieillards. On ne l'observe, en effet, qu'à un âge assez avancé, et lorsqu'une fois elle s'est manifestée, elle persiste sans interruption et finit par occasionner la mort des malades.

Elle débute ordinairement par un catarrhe aigu qui a une certaine intensité. Au bout de quelques jours, les symptômes fébriles qui accompagnaient ce catarrhe disparaissent, mais la toux et l'expectoration persistent et sont accompagnées d'une dyspnée habituelle qui a des caractères particuliers. Cette dyspnée, assez forte dès le début, est remarquable par la régularité de ses paroxysmes. Ceux-ci reviennent toutes les nuits, plus graves et plus longs dans les temps froids et humides, plus supportables dans la belle saison. Outre ces caractères particuliers, la dyspnée de l'asthme habituel présente ceux que nous avons notés dans les autres formes : inspiration courte et convulsive, expiration prolongée et difficile, sifflement trachéal, etc. Les malades affectés de cette forme d'asthme crachent abondamment. La matière de l'expectoration est constituée par des crachats muqueux, jaunes verdâtres, volumineux, homogènes, et par une sérosité filante, spumeuse à la surface. On trouve dans les crachats de ces malades une sorte de mousse à la surface, au-dessous de celle-ci une couche de liquide filant et albumineux, et enfin, au fond du crachoir, des crachats muqueux, denses et adhérents. Ces derniers ont quelquefois une disposition analogue à celle du gros vermicelle cuit et semblent avoir été moulés sur les ramifications bronchiques. C'est le matin que l'expectoration est le plus abondante, et c'est alors surtout que le malade rejette de gros crachats muqueux. Pendant la nuit, au contraire, cette expectoration se supprime. Les malades ont alors des quintes de toux très-longues et très-pénibles, et qui ne sont suivies que de l'expectoration d'un peu de liquide filant. Tous ces symptômes augmentent rapidement d'intensité; aussi, lorsque l'asthme habituel existe depuis quelque temps, les malades sont condamnés à un repos presque absolu. Le moindre exercice un peu fatigant, surtout l'action de gravir un lieu élevé, détermine une exacerbation de la dyspnée et des quintes de toux interminables.

Le pouls est habituellement petit et faible; les extrémités sont froides; la face est pâle et présente une expression d'anxiété plus ou moins marquée, suivant que la dyspnée est elle-même plus ou moins intense. — Parfois on observe un mouvement fébrile modéré, qui revient par accès tous les soirs, et qui peut donner beaucoup d'embarras pour le diagnostic. Ce mouvement fébrile peut même acquérir plus de gravité et exister d'une manière continue. C'est ce qui arrive dans les complications de l'asthme habituel dont il me reste à parler.

Ces complications sont constituées par une inflammation de la muqueuse des bronches, accompagnée de congestion du parenchyme pulmonaire, qui aggrave singulièrement l'état des malades et qui peut occasionner la mort. L'inflammation ne se borne pas toujours à la muqueuse des bronches; elle envahit aussi quelquefois le parenchyme du poumon, et alors la complication n'en est que plus grave. Outre la pneumonie aiguë, qui est celle que l'on voit le plus fréquemment dans ces cas, il survient assez souvent aussi une inflammation chronique des poumons dont je ferai connaître les caractères particuliers à propos de l'anatomie pathologique.

Cette forme de l'asthme est incurable, et lorsqu'elle dure longtemps, sans que quelqu'une des complications dont je viens de parler amène la mort, les malades tombent dans un état cachectique particulier. Ils arrivent rapidement à un amaigrissement assez prononcé, mais qui s'arrête à un certain degré et qui ne va jamais jusqu'au marasme, suivant la remarque de Laennec.

De nouveaux symptômes se joignent à ceux que nous avons notés précédemment. Ils sont constitués principalement par des désordres de l'appareil circulatoire : ce sont des palpitations, des irrégularités dans les battements du cœur et dans le pouls, l'œdème des extrémités inférieures, l'ascite et l'anasarque. Ces symptômes sont quelquefois placés sous la dépendance immédiate des lésions des orifices ou des valvules du cœur (lésions qui sont alors des complications de l'asthme), mais ils peuvent fort bien exister sans cette cause, et n'avoir d'autre raison de leur existence que l'asthme lui-même et les lésions du poumon qui l'accompagnent. Quoi qu'il en soit, ces nouveaux phénomènes viennent encore augmenter la gêne de la respiration et aggraver l'état des malades. A cette période, s'il survient une des complications que nous avons notées, elle occasionne ordinairement la mort. On trouve alors, à l'autopsie, une bronchite et un œdème considérable des poumons, ou bien une pneumonie et quelquefois toutes ces lésions réunies. En outre, les organes respiratoires sont emphysémateux, soit en totalité, soit en partie.

Tels sont les symptômes qui caractérisent la forme de l'asthme que nous nommons habituelle d'emblée. Cette forme de la maladie qui nous occupe est bien plutôt un fait admis, pour ainsi dire, par le sentiment des praticiens qu'une variété morbide décrite par les auteurs. Beaucoup d'entre eux, en effet, ont parlé de l'asthme humide des vieillards, mais aucun n'en a tracé une description régulière.

L'existence de cette forme morbide n'avait pas échappé à

l'attention de Laennec, ainsi que nous l'avons déjà fait remarquer. C'est celle qu'il a décrite sous le nom de catarrhe pituiteux.

CHAPITRE III.

SYMPTÔMES ET SIGNES DIAGNOSTIQUES DE L'ASTHME.

1° *Dyspnée.* — Nous avons vu que dès la plus haute antiquité on a accordé à la dyspnée des asthmatiques toute l'attention qu'elle mérite. On a surtout remarqué d'abord sa violence et le sifflement trachéal qui l'accompagne. Plus tard, nous voyons les auteurs analyser le phénomène avec plus de soin et noter que l'inspiration est courte et convulsive, tandis que l'expiration est lente et difficile. C'est là, en effet, le caractère le plus saillant de cette dyspnée; il est constant et on le retrouve dans toutes les formes de la maladie. Le caractère convulsif de la respiration dans l'asthme n'a pas échappé à l'attention des premiers observateurs. Dans cette dyspnée, en effet, tous les muscles qui participent ordinairement à la respiration semblent être dans un état de contraction spasmodique et ont perdu leur élasticité normale. Les malades mettent en jeu toutes les puissances accessoires pour accomplir cette fonction. Néanmoins, il est évident que la respiration ne se fait que très-incomplétement.

Quelques auteurs ont admis que la mort pouvait survenir par le seul fait de la dyspnée. Je n'ai trouvé nulle part aucun exemple bien authentique d'un semblable résultat.

La dyspnée, dans l'asthme périodique, survient brusquement et arrive en quelques instants à un degré extrême; dans les formes où elle existe d'une manière continue, elle présente des aggravations soudaines qui rappellent tout à fait les attaques de l'asthme périodique. Dans l'un et l'autre cas, la promptitude avec laquelle la dyspnée survient est un caractère pathognomonique de la maladie qui nous occupe.

La périodicité de ces accès et de ces aggravations est encore un signe caractéristique de la dyspnée symptomatique de l'asthme. Ce fait si remarquable a été négligé de nos jours par quelques auteurs, parce qu'il gêne les explications qu'ils ont voulu donner de l'asthme, et s'il fallait en croire les médecins qui ont substitué l'emphysème à l'asthme, ce caractère serait fort rare. M. Louis, par exemple, avance « que la dyspnée fut *non interrompue* dans tous les cas où elle existait, à part un jeune garçon venu à l'hôpital pour un accès de dyspnée dont la durée totale fut de huit jours. C'était le second qu'il éprouvait.... D'ailleurs, chez lui, tous les symptômes physiques de l'emphysème existaient, et ils furent constatés pendant et après l'accès de dyspnée. » (*Loc. cit.*)

Ce fait de la continuité ou de la *non-interruption* de la dyspnée a servi de base à la théorie organicienne que les médecins modernes ont donnée de la maladie qui nous occupe. Pour eux, en effet, la dyspnée « *est en rapport constant avec l'emphysème, et celui-ci est la cause de la première* » (Louis, *loc. cit.*)

Malheureusement l'observation des faits ne permet pas d'admettre ce *rapport constant* et elle permet encore moins de considérer l'emphysème comme étant la cause de la dyspnée. Il existe en effet un rapport entre la dyspnée et l'emphysème, mais ce rapport est loin d'être constant. Pour le premier, nous n'avons qu'à rappeler le fait observé par M. Louis lui-même, et que nous avons cité tout à l'heure, celui d'un jeune garçon chez lequel *les symptômes physiques de l'emphysème furent constatés pendant et après l'accès de dyspnée*. En second lieu, lors même que l'observation aurait démontré la réalité de ce rapport constant entre l'emphysème et la dyspnée, cela ne suffirait pas pour conclure, ainsi que l'a fait M. Louis, que le premier phénomène est la cause du second. Il faudrait prouver, en outre, que l'emphysème précède la dyspnée : or, c'est le contraire qui a lieu.

2° *Toux et expectoration.* — Nous avons indiqué les caractères différents que présentent ces deux symptômes dans chacune des formes de l'asthme. Nous rappellerons seulement ici que l'explication qu'on a voulu donner de la dyspnée par la matière de l'expectoration obstruant les bronches n'est pas plus heureuse que celle que nous venons de combattre.

Dans l'asthme périodique, cette matière est nulle ou en quantité insignifiante. Pour ce qui est de l'asthme devenu habituel, Floyer s'est chargé de réfuter cette théorie mécanique lorsqu'il a pris soin de noter que la dyspnée était notablement diminuée avant que l'expectoration qui survient à la fin de l'attaque eût commencé.

3° *Douleurs de poitrine.* — Il est un autre symptôme que nous avons seulement signalé dans la description et sur lequel nous croyons devoir donner quelques explications : ce sont les douleurs que les asthmatiques ressentent dans la poitrine. Ces douleurs sont quelquefois très-fugaces, existent tantôt dans un point, tantôt dans un autre, se manifestent pendant la durée d'une attaque et disparaissent avec elle. C'est ce qu'on observe dans la forme périodique ou dans les premières attaques de la forme commune. Il est difficile de trouver l'explication de ce phénomène. Cependant, il nous a été donné de constater dans quelques-uns des cas dont nous parlons de petits épanchements pleurétiques qui sembleraient prouver que ces douleurs tiennent à des pleurésies partielles. D'autres fois, ces douleurs sont continues ; elles siégent dans un point fixe et présentent des exacerbations en rapport avec celles de la dyspnée et de la toux. Ces dernières s'observent dans l'asthme habituel. Elles sont alors le signe certain d'une pleurésie chronique qu'on peut presque toujours reconnaître pendant la vie et que l'ouverture des cadavres révèle d'ailleurs comme une complication constante des asthmes invétérés.

M. Louis n'a pas cru devoir attribuer ces douleurs à la même cause, et cela pour les motifs suivants : « Ces douleurs, dit-il, n'augmentaient pas dans l'inspiration ou par la toux et ne pouvaient pas être attribuées à une inflammation chronique de la plèvre, autant par cette double circonstance que parce que le siége de la douleur était ordinairement la face antérieure du thorax, celle qui correspond à la partie du poumon qu'on trouve exempte d'adhérences dans l'emphysème, comme dans d'autres circonstances, à moins que les adhérences ne soient générales. » (Mém. cité, p. 225.)

Pour nous, nous avons toujours vu ces douleurs augmenter dans l'inspiration et par la toux, surtout pendant la durée des attaques. Quant au second argument tiré du siége de la douleur, il nous est impossible de lui accorder aucune valeur. Est ce que dans la pleurésie essentielle le point douloureux ne siége pas ordinairement aussi en avant, au-dessous du mamelon, et quoique cette partie soit souvent exempte d'adhérences, est-il jamais venu à l'esprit de personne de ne pas rattacher la douleur à l'inflammation de la plèvre dans ce cas? — M. Louis pense, au contraire, que ces douleurs doivent être attribuées à la dilatation des vésicules du poumon, « parce qu'elles eurent leur siége treize fois sur quinze du côté de la saillie et dans le point qui lui correspondait. »

4° *OEdème et anasarque.* — L'œdème se manifeste quelquefois pendant les attaques de la forme commune et disparaît avec elles. Dans la forme habituelle, et principalement dans l'état cachectique que cette forme finit par déterminer, l'œdème persiste et l'anasarque se manifeste assez souvent. Les anciens regardaient cet état comme une terminaison habituelle de l'asthme. Mais l'on est en droit de se demander aujourd'hui s'ils n'ont pas commis, dans ce cas, des erreurs de diagnostic et confondu l'asthme avec les affections du cœur. Leurs observations, et, en particulier, celles que F. Hoffmann a rassemblées, prouvent qu'ils sont tombés en effet dans cette confusion. — De nos jours, au contraire, les suffusions séreuses qui nous occupent ont toutes été rattachées à des lésions du cœur ou des gros vaisseaux. Ces lésions sont une des complications assez fréquentes de l'asthme habituel, et, quand elles existent, on doit les regarder comme la cause de l'anasarque qui survient. Néanmoins ce phénomène peut exister dans l'asthme sans qu'il y ait aucune lésion des orifices ou des valvules du cœur.

J'ai vu chez un asthmatique, mort à l'Hôtel-Dieu, une ascite et une anasarque. Le cœur était simplement hypertrophié, comme il l'est toujours quand l'emphysème dure depuis longtemps, mais il ne présentait aucune altération ni aux orifices ni aux valvules. L'œdème qui accompagne les attaques de la forme commune et qui disparaît avec elles prouve d'ailleurs que l'asthme peut très-bien déterminer par lui-même ce phénomène.

Il me reste à parler maintenant des signes que fournissent l'auscultation, la percussion et l'inspection de la poitrine dans la maladie qui nous occupe.

Dans la forme périodique, le signe le plus important, et quelquefois le seul qu'on perçoive par l'auscultation, est l'absence du murmure vésiculaire pendant l'inspiration. Les vésicules pulmonaires ne paraissent pas être dilatées par l'entrée de l'air; en sorte que, pour le médecin aussi bien que pour le malade, il semble que l'air ne pénètre pas dans la poitrine.

Pendant l'expiration, qui dure quatre ou cinq fois plus que l'inspiration, on entend des râles sibilants et ronflants, quelquefois aussi des râles sous-crépitants et muqueux; mais ces derniers n'existent qu'à la fin de l'attaque. — Après celle-ci, tous ces phénomènes disparaissent et la respiration reprend ses caractères normaux.

Dans les premières attaques de la forme commune, surtout orsque celle-ci débute d'une manière brusque, on n'observe les mêmes signes stéthoscopiques que dans la forme périodique. Mais, à mesure que les attaques se rapprochent et que la dyspnée habituelle devient plus prononcée, ces signes se modifient. Le râle sous-crépitant devient alors le signe le plus manifeste et le plus constant. Ce râle se fait entendre d'abord à la partie postérieure et inférieure de la poitrine; quelquefois même il reste borné à cette région. Mais, le plus souvent, il s'étend à d'autres parties, et, en général, lorsque l'asthme est déjà ancien, on l'entend dans toute l'étendue de la poitrine. Néanmoins, il est toujours beaucoup plus marqué à la partie postérieure et inférieure de la poitrine. — Le râle sous-crépitant et le râle sibilant deviennent beaucoup plus forts pendant l'attaque. Ces râles n'ont pas toujours la même intensité des deux côtés de la poitrine; il peut même arriver qu'on ne les entende que d'un seul côté. Ces différences sont en rapport avec celles que présente la lésion de l'asthme. L'on sait, en effet, que l'emphysème n'existe pas toujours à un degré aussi prononcé dans les deux poumons, et qu'il peut n'exister que dans un seul, ou même partiellement dans celui-ci.

Outre les signes stéthoscopiques que nous venons de mentionner, il peut en exister plusieurs autres déterminés par les complications accidentelles de l'asthme, telles qu'une bronchite, un œdème pulmonaire, etc. Ces signes sont les râles ronflants, les râles muqueux, etc.

Ce que nous venons de dire de la forme commune s'applique à la forme habituelle d'emblée. Dans celle-ci, le râle sibilant et le râle sous-crépitant existent d'une manière constante et présentent une intensité plus grande pendant les paroxysmes. Dans cette forme, les autres signes stéthoscopiques sont très-variables à cause des complications nombreuses qui peuvent survenir. Elle présente aussi quelquefois un phénomène particulier lorsque l'emphysème se complique de la dilatation de quelque tuyau bronchique; on entend alors dans le point où siége celle-ci une respiration soufflante, de la bronchophonie et même de la pectoriloquie, ainsi que Laennec l'a observé.

Le son qu'on obtient par la percussion est en général très-exagéré dans l'asthme. C'est surtout pendant les attaques de la forme périodique qu'on peut constater cette augmentation remarquable de la sonorité. Il en est de même dans les premières attaques de la forme commune; mais quand cette forme a duré un certain temps, aussi bien que dans l'asthme habituel, le phénomène dont nous parlons ne présente plus la même intensité, ou, du moins, l'exagération du son n'est pas également prononcée dans tous les points de la poitrine. Ce changement s'explique par les adhérences et les fausses membranes de la plèvre, et par les infiltrations et les inflammations du tissu pulmonaire qui viennent compliquer l'asthme à des périodes avancées. On observe ordinairement dans ces cas un son exagéré dans les régions antérieure et supérieure de la poitrine, tandis qu'il existe une matité relative plus ou moins marquée dans les régions postérieures latérales et inférieures de la cavité thoracique.

L'inspection de la poitrine fournit aussi des signes diagnostiques de l'asthme. Lorsque cette maladie a duré un certain temps, la poitrine augmente de volume; elle devient bombée en avant et en arrière, et, suivant la remarque de Laennec, elle tend à prendre une forme globuleuse. Outre cette augmentation générale de la cavité thoracique, MM. Louis et Jackson avaient signalé, dans leurs recherches sur l'emphysème, des voussures partielles de la poitrine. Ces voussures, d'après les observateurs que nous venons de citer, seraient en rapport avec les points du poumon plus particulièrement affectés d'emphysème. L'expérience n'a pas sanctionné cette découverte, et M. Beau a très-bien démontré qu'elle reposait sur une illusion et sur une observation insuffisante. (V. *Archives génér. de médec.*, 1840.)

CHAPITRE IV.

LÉSIONS DE L'ASTHME.

Emphysème. — La principale lésion de l'asthme est l'emphysème. Cette lésion a été signalée par plusieurs auteurs avant notre époque.

Van-Swieten rapporte trois observations de Ruysch dans lesquelles l'emphysème se trouve décrit avec quelques détails; puis il ajoute : « *Merito autem credidit Ruyschius hanc posse esse causam asthmatis et quidem frequentiorem quam creditur.* »

On trouve l'observation suivante dans un livre intitulé *Observations anatomiques tirées des ouvertures d'un grand nombre de cadavres*, etc., par Pierre Barrère, professeur en médecine de l'Université de Perpignan, 1753.

Observation. — *Emphysème œdémateux du poumon.* — « Le nommé de Laurier, soldat invalide en garnison à Prats-de Mollo, âgé d'environ cinquante ans, fort et robuste, *quarré* du corps, est entré à l'hôpital militaire de Perpignan, le 4 may 1752, se plaignant d'une difficulté de respirer ; il avait le *pous* petit, inégal ; il toussait beaucoup et il ne crachait pas. Je le questionnai s'il était sujet à l'asthme, il me répondit qu'il avait eu autrefois la même maladie. Je crus d'abord que c'était un asthme que j'avais à combattre.

« J'ordonnai trois saignées en deux jours et quelques prises de benjoin en poudre, dont je me trouvai bien dans les affections asthmatiques. Le malade se trouva soulagé après ces remèdes ; cependant je le voyais toujours couché sur le dos, ayant la tête élevée ; je remarquai aussi les pieds un peu œdémateux. Vingt-quatre jours après, une grande difficulté de respirer saisit le malade tout à coup ; on le saigne d'abord, le *pous* se retire et *s'émincit* d'un moment à l'autre, et la respiration devint aussi fort gênée de plus en plus ; on voyait partir pour ainsi dire la respiration du fond du ventre. Demi-heure avant de mourir, le malade fut froid par tout le corps et il expira sans faire le moindre mouvement, le 25 mai 1752, au matin.

« *Ouverture du cadavre.* — Je levai le sternum, je vis les deux lobes du poumon extrêmement gros ; ils occupaient entièrement toute la cavité de la poitrine, surtout le lobe droit ; ils étaient blanchâtres, forts mols au toucher ; lorsque je les comprimais avec le doigt, l'empreinte qu'avait fait cette compression restait longtemps à s'effacer ; le lobe gauche du poumon restait un peu adhérent à la plèvre ; je tailladai les deux poumons, et il n'en sortit que de l'écume blanchâtre, mêlée d'un peu de sang. Ce que je remarquai de singulier et qui me frappa, ce fut deux vessies transparentes, tendues comme un ballon, placées à la partie concave du lobe droit du poumon, presque aux bords, attachées chacune par quatre ligaments membraneux à la substance du poumon. L'une de ces deux vessies était comme un gros œuf de poule ; l'autre était de la grosseur du pouce. Je crus d'abord que c'étaient deux hydatides, mais à peine eus-je donné un coup d'*escalpel*, qu'il en sortit du vent, et ces deux vessies devinrent flasques tout d'un coup. Il n'y avait rien d'extraordinaire dans le péricarde, ni dans le cœur, que quelques grumeaux de sang. Je trouvai un peu d'eau épanchée dans le bas-ventre. Je n'ai observé qu'une fois le fait que je viens de rapporter. » (P. 119, *loc. cit.*)

Floyer, après avoir décrit l'emphysème qu'il avait observé sur une jument poussive, ajoute : « Cette enflure flatueuse des poumons a souvent été observée dans les asthmatiques. Charles Lepois a observé dans un asthmatique une difficulté de respirer provenant d'un poumon gonflé. De Graaf (*de Succo pancreatico*) dit avoir souvent trouvé la substance du poumon et ses vaisseaux distendus par des flatuosités. D'autres auteurs ont vu les poumons tellement grossis, qu'ils pouvaient à peine tenir dans le thorax ouvert. » (Floyer, *loc. cit.*, p. 284.)

Sauvages a admis une variété d'asthme qu'il appelle *asthma equinum*. « Les chevaux qui sont atteints de cette maladie, dit-il, ont une toux de poitrine creuse et battent des flancs. Cette espèce (d'asthme) diffère des autres en ce que le tissu cellulaire du poumon est entièrement emphysémateux, ainsi que Floyer l'a observé dans le cadavre d'une jument poussive et que je l'ai vu moi-même dans le poumon d'une vache asthmatique. *Les interstices des lobes de ce viscère étaient transparents*... C'est là proprement, ajoute Sauvages, une espèce d'asthme emphysémateux auquel les hommes ne sont pas moins sujets que les chevaux. » (Sauvages, *Nosologie*, t. IV, p. 591, trad. franç.)

Ces citations, qu'on arriverait certainement à multiplier par des recherches plus étendues, suffisent pour prouver que l'emphysème était connu avant notre époque ; mais cette connaissance était très-imparfaite, ainsi qu'on peut en juger. D'ailleurs les médecins avaient perdu la trace de ces notions rudimentaires et ils ne soupçonnaient pas même l'existence de l'emphysème lorsque Laennec entreprit de décrire cette lésion. Aussi devons nous attribuer à cet illustre médecin tout le mérite et toute la gloire des progrès que la médecine a faits sur ce point. Les recherches de M. Louis et celles de M. Andral ont ajouté plusieurs renseignements utiles à la description de Laennec.

Nous allons décrire l'emphysème d'après les travaux de

ces auteurs, en essayant d'élucider par nos propres observations ce qu'ils présentent d'incertain ou de contradictoire.

L'emphysème est constitué par l'hypertrophie du poumon, avec dilatation des vésicules et des ramifications bronchiques, déchirure des parois des vésicules et formation de nouvelles cellules dans les cloisons interlobulaires du poumon.

Examinons en particulier chacun de ces caractères. Ce qui frappe d'abord lorsqu'on ouvre la poitrine d'un asthmatique qui a succombé, c'est le volume considérable de ses poumons. Au lieu de s'affaisser sous la pression de l'air, ils viennent faire saillie au dehors aussitôt que le sternum et les côtes ont été enlevés. Ce premier fait, que tous les observateurs ont noté, ne suffit pas pour prouver que les organes respiratoires sont hypertrophiés, mais les caractères qui nous restent à énumérer mettront cette vérité hors de toute contestation.

Si l'on presse entre les doigts un poumon emphysémateux, on éprouve une résistance assez grande ; il faut des efforts plus considérables que lorsque le poumon est sain pour chasser l'air de ses vésicules et appliquer l'une contre l'autre les parois de celles-ci. De plus, au lieu d'entendre cette crépitation fine et sèche que produit un poumon sain dans des circonstances semblables, on perçoit une sensation analogue à celle que l'on éprouve en maniant un oreiller de duvet, suivant la comparaison de Laennec. A quoi tiennent cette résistance et cette sensation ? De toutes les explications qu'on a proposées de ces phénomènes, celle que donne Laennec me paraît la plus admissible. « Ces phénomènes, dit-il, semblent indiquer, ou une communication plus difficile que dans l'état naturel de l'air contenu dans les vésicules bronchiques avec celui qui remplit les bronches, ou une flexibilité moindre des lamelles qui forment les parois des vésicules aériennes. Les deux causes réunies concourent probablement ici à produire le même effet. La première est évidente dans un grand nombre de cas.... La seconde cause est également très probable, car l'épaississement d'une membrane est une suite très-fréquente de sa distension habituelle, et l'emphysème paraît, dans le cas indiqué, amener un certain degré d'hypertrophie. » (*Auscult. méd.*, t. I, p. 284.)

Quoi qu'il en soit, cette résistance peut être vaincue par une pression suffisante, et lorsqu'on a obtenu ce résultat et que le tissu pulmonaire a été privé de l'air qu'il contenait, on voit évidemment que la masse du parenchyme est augmentée et que, par conséquent, le poumon est hypertrophié. Du reste, cette hypertrophie du poumon dans l'emphysème est admise par tous les anatomo-pathologistes qui ont étudié cette lésion. Laennec ne la met pas en doute, ainsi qu'on vient de le voir. M. Andral a constaté le même fait. Voici ce qu'on lit à ce sujet dans son *Traité d'anatomie pathologique :* « L'hypertrophie du parenchyme pulmonaire, sans induration proprement dite, présente une variété digne de toute notre attention ; c'est celle dans laquelle, en même temps que les parois des bronches et des vésicules sont plus épaisses que de coutume, leur cavité est notablement agrandie. On peut facilement s'en assurer par la dessiccation. Si, alors, on coupe le poumon par tranches, on trouve partout, ou en quelques points seulement, d'une part, des cavités beaucoup plus grandes que dans l'état normal, et, d'autre part, des parois qui sont aussi beaucoup plus épaisses. » (*Loc. cit.*, t. II, p. 518.)

M. Louis a soutenu la même opinion. Cet auteur a le mérite d'avoir mis en relief beaucoup plus nettement que ne l'avaient fait ses devanciers ce caractère fondamental de l'emphysème. « Les poumons, dit M. Louis, dans les points où les cellules étaient dilatées, cédaient moins facilement à la pression que dans l'état normal, et, comme je l'ai dit plus haut, leur tissu, après avoir été privé d'air, était plus épais que celui d'un poumon sain ; c'est-à-dire qu'il était hypertrophié. Mais sur quelle partie de l'organe portait l'hypertrophie ? Sur les vésicules, au moins tout porte à le croire : car c'est une loi de notre économie que les tissus membraneux s'épaississent en même temps qu'ils sont dilatés par une cause quelconque. » (Louis, *loc. cit.*, p. 164.)

En même temps que le poumon s'hypertrophie, ses vésicules se dilatent et deviennent moins uniformes. La plupart égalent ou surpassent en volume un grain de millet; quelques-unes atteignent le volume d'un grain de chènevis, d'un noyau de cerise ou même d'une fève de haricot (Laennec). Souvent, les vésicules les plus dilatées ne dépassent pas la surface du poumon; d'autres fois, elles y forment une légère saillie. Plus rarement, on voit des vésicules aériennes distendues jusqu'à la grosseur d'un noyau de cerise et même au delà, tout à fait saillantes à la surface du poumon, assez exactement globuleuses et même pédiculées. Si on les incise, on reconnaît qu'elles n'ont point de pédicules réels, mais seulement un simple étranglement au point où elles commencent à s'élever à la surface du poumon. Elles communiquent d'ailleurs avec celles qui les avoisinent et avec les bronches.

Les bronches, et surtout celles d'un petit calibre, participent à la dilatation des vésicules. Cependant ces deux lésions ne sont pas dans un rapport constant et uniforme, ainsi que l'ont noté Laennec et M. Louis; c'est-à-dire que ce n'est pas toujours dans le point où la dilatation des vésicules est le plus marquée que les bronches sont elles-mêmes le plus dilatées. En outre, on n'observe pas des dilatations bronchiques dans tous les cas d'emphysème, et les deux auteurs que je viens de citer s'accordent à dire que cette dilatation est assez rare, relativement à la fréquence de l'emphysème. Je pense, pour ma part, que la dilatation des bronches est beaucoup plus commune dans la forme habituelle de l'asthme que dans les autres formes de cette maladie. Cette forme habituelle se distingue par l'état d'inflammation presque constant de la muqueuse bronchique, et je ne suis pas éloigné de croire que l'inflammation joue un grand rôle dans le mécanisme de cette dilatation. Du reste, celle-ci peut être plus ou moins étendue; elle peut n'occuper qu'un point très-circonscrit d'une ramification bronchique et former dans ce point une sorte de cavité, et, il peut arriver, ainsi que Laennec l'a observé, qu'il y ait sur le trajet d'un rameau bronchique une série de renflements successifs. La dilatation peut aussi siéger à l'extrémité d'un rameau bronchique, et celui-ci paraît alors se terminer en ampoule.

Nous venons de faire connaître les deux premiers caractères énumérés dans notre définition de l'emphysème, l'hypertrophie du poumon et la dilatation des vésicules et des ramifications bronchiques. Le troisième caractère, la déchirure des parois des vésicules, est admis par Laennec et par M. Andral. D'après ces deux auteurs, lorsque la dilatation arrive à un certain degré, les parois des vésicules se rompent et l'air s'infiltre dans le tissu cellulaire ambiant du poumon. Il est certain que, lorsque après avoir fait dessécher un poumon emphysémateux, on le coupe par tranches et qu'on examine celles-ci, soit à l'œil nu, soit au microscope, on voit des cellules irrégulièrement dilatées et dont les cloisons sont déchirées ou rompues, pour la plupart. Voilà ce qu'on observe. Mais peut-on affirmer, ainsi que l'ont fait Laennec et M. Andral, qu'il y a infiltration de l'air dans le tissu cellulaire intervésiculaire? Ce fait peut être admis par hypothèse, mais il nous paraît impossible de le démontrer anatomiquement.

Un autre phénomène très-remarquable dans la lésion de l'asthme, et le dernier que nous avons énuméré dans notre définition de l'emphysème, c'est la formation de cellules dans les cloisons inter-lobulaires. (*Emphysème inter-lobulaire*, de Laennec.)

« Les cloisons infiltrées, dit Laennec, au lieu de l'épaisseur presque inappréciable, de la blancheur et de l'opacité qui leur sont naturelles, présentent une largeur d'une ligne à cinq ou six, et, quelquefois même, de près d'un pouce. Elles forment à la surface du poumon, et principalement vers ses bords, des bandes transparentes et très-exactement circonscrites qui le traversent d'une face à l'autre, ou pénètrent au moins profondément dans sa substance et contrastent par leur transparence avec l'opacité du tissu pulmonaire. » (*Loc. cit.* t. I, p. 324.)

Ces cellules nouvelles, développées dans l'épaisseur des cloisons inter-lobulaires, communiquent librement entre elles et avec les vésicules pulmonaires, ainsi qu'on peut s'en convaincre en coupant un poumon desséché et en l'examinant à l'œil nu, à la loupe ou au microscope.

L'emphysème, tel que nous venons de le décrire, est la lésion la plus constante de l'asthme, mais il n'est pas exclusivement propre à cette maladie.

On l'observe dans toutes celles qui sont accompagnées d'une dyspnée habituelle. Les faits ne manqueraient pas pour venir à l'appui de ce que nous avançons. M. Louis, lui-même, nous en fournirait, car parmi les six observations qui sont rapportées dans son Mémoire, la première est un cancer du larynx, et les cinquième et sixième sont deux cas de phthisie (1).

Ces maladies (le cancer du larynx et la phthisie) déterminent ordinairement de l'emphysème des poumons, par suite de la dyspnée qui les accompagne. Il en est de même de toutes les tumeurs comprimant la trachée ou les bronches.

Outre l'emphysème, on observe encore d'autres lésions dans la maladie qui nous occupe. Parmi celles-ci, la plus habituelle est l'inflammation de la muqueuse des bronches. Dans la forme commune et dans l'asthme habituel, les paroxysmes de la dyspnée ou les attaques de la maladie s'accompagnent presque toujours d'une bronchite plus ou moins étendue. Chez les asthmatiques qui succombent après une longue durée de leur maladie, on trouve la muqueuse des bronches épaissie, d'une coloration rouge violacée et recouverte par du mucus dans lequel on trouve des corpuscules pseudo-membraneux. Chez un homme de quarante-trois ans, affecté depuis plusieurs années d'un asthme habituel et qui succomba à l'Hôtel-Dieu en 1846, j'ai observé les corpuscules dont je parle en quantité énorme. Je les ai retrouvés, depuis, dans d'autres cas identiques. Ces corpuscules sont blanchâtres, de la grosseur d'une tête d'épingle, analogues à du pus concret et se laissant écraser par la moindre pression. La muqueuse

(1) Ces faits, M. Louis les a donnés comme des exemples d'emphysème. Si ce dernier mot n'avait eu pour lui que le sens que nous lui donnons nous-même, je ne verrais pas grand inconvénient à ce que M. Louis eût présenté des exemples d'une même lésion dans plusieurs maladies. Mais, comme l'emphysème est pour lui une maladie et non une lésion, tout le monde comprendra le danger qu'il y a à confondre ainsi, dans une même catégorie, des faits se rapportant à des espèces morbides aussi différentes.

elle-même présente parfois une certaine friabilité, et, dans ce cas, on peut la détacher plus facilement qu'à l'état normal. — Les ramifications bronchiques sont quelquefois partiellement dilatées, ainsi que nous l'avons dit.

L'inflammation du parenchyme pulmonaire s'observe aussi dans l'asthme. La forme commune se complique assez souvent de pneumonie aiguë. Quand les malades succombent à cette complication, la lésion du poumon ne diffère pas dans ce cas de celle qu'on trouve dans la pneumonie essentielle. Mais il n'en est pas de même dans l'asthme habituel. Ici, les poumons présentent parfois des inflammations partielles chroniques, dont les caractères particuliers méritent toute notre attention. Ces caractères sont loin d'être toujours identiques; ils diffèrent suivant que la lésion est arrivée à une période plus ou moins avancée.

Chez le malade que nous citions tout à l'heure, à propos de l'inflammation de la muqueuse bronchique, il existait des pneumonies partielles que nous allons essayer de décrire. Dans le poumon gauche, il y avait plusieurs lobules dans lesquels le tissu pulmonaire avait complétement perdu son caractère vésiculeux. Ce tissu était compacte, d'une dureté et d'une densité remarquables; il ne présentait pas la friabilité propre à une hépatisation récente. Le lobe inférieur du poumon droit avait également perdu son caractère vésiculaire, mais il était moins dur que les lobules du poumon gauche. Son tissu avait l'aspect de la chair musculaire lorsqu'elle a subi une macération peu prolongée; il était à cet état qu'on désigne sous le nom de carnification. — Dans un autre cas, nous avons trouvé le tissu pulmonaire également très-dur et très-dense. L'incision de ce tissu permettait de voir qu'il avait complétement perdu les caractères du tissu pulmonaire normal. La surface incisée de ce tissu compacte offrait une teinte ardoisée, parsemée de points jaunâtres qui avaient quelque analogie avec des granulations tuberculeuses; ce tissu compacte et ardoisé avait lui-même quelque ressemblance avec certaines infiltrations tuberculeuses. Mais il était facile de reconnaître que ces prétendues granulations étaient formées par un liquide purulent contenu, soit dans les vésicules pulmonaires, soit dans les dernières ramifications des bronches. Il était évident aussi que le tissu pulmonaire n'avait point subi de transformation tuberculeuse, et que sa dureté et sa coloration ardoisée ne tenaient point à cette cause.

A la circonférence de la lésion que nous venons de décrire, le tissu pulmonaire, dans une certaine étendue, était simplement rougeâtre et friable comme dans l'hépatisation. — Enfin, chez un autre malade qui succomba à la même maladie, nous avons observé une pneumonie chronique dont les caractères anatomiques différaient des deux cas qui précèdent. Chez celui ci, la portion du poumon affectée avait une dureté comparable à celle du cuir. Elle criait sous le scalpel, et la coupe opérée par cet instrument laissait voir un tissu qui semblait formé par des fausses membranes superposées et intimement unies entre elles. Ces lames, d'une couleur grisâtre, avaient la dureté et la sécheresse du cuir. Elles avaient complétement remplacé le tissu pulmonaire dont on n'apercevait plus aucune trace.

Nous pensons que ces différents états tiennent à une même cause, l'inflammation chronique du poumon.

Outre les pneumonies que nous venons de signaler, on trouve ordinairement des congestions séro-sanguinolentes du issu pulmonaire chez les individus qui succombent à l'asthme.

La plèvre présente aussi des lésions dans cette maladie. Celles-ci sont même beaucoup plus fréquentes que celles du poumon. Ces lésions sont constituées par des adhérences et des fausses membranes. Les unes et les autres sont plus ou moins étendues, et ordinairement en rapport avec la durée de la maladie.

Enfin, le cœur nous offre aussi à considérer certaines altérations dans la maladie qui nous occupe. Ces altérations consistent en une dilatation des orifices et des cavités de cet organe avec hypertrophie de ses parois. La dilatation et l'hypertrophie existent principalement dans le cœur droit, ainsi qu'on l'observe toutes les fois que l'obstacle à la circulation a son siége dans le poumon. Outre ces lésions qui ne sont que le résultat mécanique de l'obstacle apporté à la circulation du sang, la membrane interne du cœur peut s'enflammer dans l'asthme, comme dans une foule d'autres maladies. On observe alors les désordres organiques et fonctionnels qui sont le résultat ordinaire d'une semblable complication; mais ces désordres n'offrent rien de spécial dans ce cas particulier.

CONCLUSION.

Nous rappellerons, en terminant ce travail, que nous nous étions proposé de résoudre un problème nosologique, et non d'écrire un traité de l'asthme. Le tableau que nous avons essayé de tracer, très-incomplet sans doute au point de vue d'une description nosographique, nous a paru suffisant pour le but que nous avions en vue. — Faire rentrer l'asthme dans le cadre nosologique d'où les théories des organiciens l'avaient fait sortir; d'un autre côté, indiquer la véritable signification pathologique de l'emphysème, l'importance de sa découverte et le rôle qu'il joue comme lésion; établir enfin les rapports naturels et légitimes de cette maladie et de cette lésion : tel a été le but de nos efforts.

La question de l'asthme et de l'emphysème est, par son importance, une des plus intéressantes de la pathologie moderne. De plus, nous ne craignons pas d'ajouter qu'elle présente tout l'intérêt de l'actualité et qu'elle est réellement à l'ordre du jour depuis que l'enseignement d'un maître (1) que nous nous plaisons à citer ici a attiré l'attention sur ce point. Ce double intérêt qui s'attache au sujet que je viens d'aborder ne peut manquer de susciter de nouvelles recherches qui permettront, avec celles que nous possédons déjà, de tracer un tableau complet de l'asthme.

Pour résumer en quelques lignes l'esprit et la substance

(1) M. J.-P. Tessier, dans son cours à l'école pratique en 1845. C'est à cet enseignement que j'ai emprunté moi-même l'idée première de ce travail.

de ce travail, je dirai que les détails historiques dans lesquels je suis entré, que la discussion critique à laquelle je me suis livré et l'ébauche nosographique que j'ai essayé de tracer, me semblent établir d'une manière évidente :

1° Que l'asthme est une maladie réelle qui a existé de tout temps ;

2° Que les anciens n'ont pas plus méconnu sa nature que son existence ;

3° Que l'emphysème n'est pas plus la cause de l'asthme qu'il n'est une maladie nouvelle ;

4° Que l'asthme est une maladie *essentielle* (1) dont l'emphysème est la lésion.

Dr F. GABALDA.

(1) Ce mot *essentielle*, appliqué à la maladie qui nous occupe, demande une explication. Aujourd'hui encore, pour beaucoup de médecins, l'expression de maladie essentielle est synonyme de maladie sans lésion. Telle n'est pas la signification que nous donnons à ce mot. Nous l'employons dans un sens que nous croyons plus conforme à la tradition médicale, et *maladie essentielle* ne signifie pas autre chose pour nous que maladie distincte et indépendante de tout autre état morbide.

www.ingramcontent.com/pod-product-compliance
Ingram Content Group UK Ltd.
Pitfield, Milton Keynes, MK11 3LW, UK
UKHW020401220726
13923UKWH00004B/1666

9 782019 259280